Jan André Schmidt-Lucke, Ulrich Ruppe · Behandlungspfade in der Gefäßmedizin

Jan André Schmidt-Lucke, Ulrich Ruppe

Behandlungspfade in der Gefäßmedizin

2., aktualisierte Auflage

ABW · Wissenschaftsverlag

ABW Wissenschaftsverlag GmbH
Altensteinstraße 42
14195 Berlin-Dahlem
Deutschland
www.abw-verlag.de

Prof. Dr. med. Jan André Schmidt-Lucke
Deutsches Gefäßzentrum Berlin
Franziskus-Krankenhaus Berlin (Lehrkrankenhaus der Charité)
Klinik für Innere Medizin
Budapester Straße 15–19
10787 Berlin

Dr. med. Ulrich Ruppe
Praxis für Chirurgie und Gefäßmedizin im Ärztezentrum Hellersdorf
Gefäßzentrum Berlin – Helle Mitte & Gesundheitszentrum am Potsdamer Platz
Hellersdorfer Straße 237
12627 Berlin

Bibliografische Information der Deutschen Bibliothek
Die Deutsche Bibliothek verzeichnet diese Publikation in der Deutschen Nationalbibliografie; detaillierte bibliografische Daten sind im Internet über http://d-nb.de abrufbar.

Einbandgestaltung: brandnewdesign, Hamburg
Satz: L42 Media Solutions
Layout: Ann Katrin Siedenburg, Berlin
Druck und Bindung: Media-Print Informationstechnologie, Paderborn

MEDIACC GmbH
MEDICO-ACADEMIC CONSULTINGS
Die Herausgeber danken der MEDIACC GmbH
für ihre wissenschaftliche Beratung zu diesem Projekt.

ISBN 978-3-940615-43-5
Printed in Germany
P130031

Inhaltsverzeichnis

Vorwort zur 2. Auflage

Mit den „Behandlungspfaden" wurde eine publizistische Lücke geschlossen, da gleichzeitig alle Versorgungsstufen vom Hausarzt bis zur Spezialklinik angesprochen werden. Da die erste Auflage schnell vergriffen war, erscheint nach nur 2 Jahren die aktualisierte und erweiterte 2. Auflage. Durch dieses Konzept soll auch das gegenseitige Verständnis der in dieser Behandlungskette beteiligten Personen gefördert werden.
In den „Grundlagen" kann man Bekanntes auffrischen oder Neues dazulernen (hier werden auch Studenten oder Facharzt-Kandidaten angesprochen).
Der folgende „Grüne Teil" ist an den Allgemeinarzt bzw. „Nicht-Gefäßmediziner" gerichtet, um ihm die Basisdiagnostik und -therapie der gefäßmedizinischen Krankheitsbilder nahezubringen und abzugrenzen, wann ggf. der Spezialist hinzuzuziehen ist oder gerade *keine* Gefäßerkrankung zu vermuten ist!
Der „Gelbe Teil" ist für den ambulanten Facharzt gedacht; insbesondere der Neu-Niedergelassene, der seinen Platz in der Behandlungskette quasi gerade gewechselt hat und in der ersten Zeit weit mehr Fragen als Antworten im täglichen Ablauf hat. Schließlich führt der „Rote Teil" zum stationären Kollegen, der den Patienten von der Aufnahme, ggf. über eine Intervention, bis zur Entlassung zurück in die Ambulanz begleitet.
Überall werden für die typischen Standardsituationen „To-do"- bzw. „Not-to-do"-Listen angeboten.
Wir danken erneut unserem Verleger, Herrn Dr. med. Axel Bedürftig, und dem Team vom ABW Wissenschaftsverlag für die Möglichkeit, unser Konzept weiter auszubauen.

Jan André Schmidt-Lucke und Ulrich Ruppe, Berlin

Autorenverzeichnis

Prof. Dr. med. Jan André Schmidt-Lucke[1]
Dr. med. Marianne von Hoerschelmann[1]
Dr. med. Christian Kirchhof[1]
Dr. med. Jan Unckell[1]
Dr. med.Berthold Amann[1]
Dr. med. Jürgen Homberger[1]
Dr. med. Claas Lüdemann[1]
PD Dr. med. Ralph I. Rückert[2]
Dr. med. Valentina Romano[3]
Prof. Dr. med. Klaus Brechtel[4]

Deutsches Gefäßzentrum Berlin
Franziskus Krankenhaus
(Lehrkrankenhaus der Charité)
Klinik für Innere Medizin[1]
Klinik für Chirurgie[2]
Klinik für Radiologie[3]/GP Ihre-Radiologen[4]
Budapester Straße 15–19
10787 Berlin

Dr. med. Ulrich Ruppe
Praxis für Chirurgie und Gefäßmedizin
im Ärztezentrum Hellersdorf
Gefäßzentrum Berlin – Helle Mitte &
Gesundheitszentrum am Potsdamer Platz
Hellersdorfer Straße 237
12627 Berlin

Dr. med. Abed Domah
Facharzt für Chirurgie, Unfall- und
Gefäßchirurgie
Im Fürstenberg Karee
Hohenzollerndamm 124
14199 Berlin

Dr. med. Bernhard Klumpp
Venenzentrum Adlershof
Albert-Einstein-Straße 2
12489 Berlin

Dr. med. Michael Lück
Facharzt für Chirurgie
Phlebologie
Schulzestraße 26
13187 Berlin

Dr. med. Peter Müller
Gemeinschaftspraxis für Gefäßerkrankungen
Pettenkoferstraße 1
10247 Berlin

PD Dr. med. Caroline Schmidt-Lucke
MediAcc GmbH
Gesellschaft für medizinisch
akademische Beratung
Gneiststr. 4
14193 Berlin

PD Dr. med. Christoph Sucker
Facharzt für Innere Medizin
und Transfusionsmedizin
Hämostaseologie, Bluttransfusionswesen
LaboMed Gerinnungszentrum Berlin
Tauentzienstraße 7b/c
10789 Berlin

Dr. med. Christian Tamaschke
Praxis für Gefäßerkrankungen
Wiltbergstraße 30
13125 Berlin-Buch

Dr. med. Andreas Turowski
Angiologische Praxis
Schönhauser Allee 118
10437 Berlin

Abkürzungsverzeichnis

AAA	Abdominales Aortenaneurysma
ABI	Ankle-Brachial-Index (= Knöchel-Arm-Index)
ACE	Angiotensin-converting-Enzym
ACI	Arteria carotis interna
AIK	Apparative intermittierende Kompressionstherapie
ANA/ENA	Antinukleäre Antikörper/Antikörper gegen extrahierbare nukleäre Antigene
ANCA	Antineutrophile zytoplasmatische Antikörper
aPTT	aktivierte partielle Thromboplastinzeit
ASS	Acetylsalicylsäure
AT1	Angiotensin 1
BZ	Blutzucker
CAS	Carotid Artery Stenting (Stenting der A. carotis)
cAVK	Zerebrale arterielle Verschlusskrankheit
CD	Claudicatio-Distanz
CEA	Carotis-Endarteriektomie
CEAP	Klassifikation der chronisch venösen Insuffizienz
CK	Creatinkinase
CLI	Critical limb ischemia
CRP	C-reaktives Protein
CRPS	Komplexes regionales Schmerzsyndrom (ehemals M. Sudeck)
CT	Computertomografie
CTS	Karpaltunnelsyndrom
CVI	Chronisch venöse Insuffizienz
DD	Differenzialdiagnose/-diagnostik
DEGUM	Deutsche Gesellschaft für Ultraschall in der Medizin
DFS	Diabetisches Fußsyndrom
DOAC	Direct Oral Anticoagulant
D-PPG	Digitale Photoplethysmografie
DRG	Diagnosebezogene Fallgruppen
(i.a.) DSA	(Intraarterielle) digitale Substraktionsangiografie
EBM	Einheitlicher Bewertungsmaßstab
ECST	European Carotid Surgery Trial
ENG	Elektroneurografie
EMG	Elektromyografie
EVAR	Endovaskuläre Aneurysmaausschaltung (Repair)
FKDS	Farbkodierte Duplexsonografie
FMD	Fibromuskuläre Dysplasie
HHT	Hereditäre hämorrhagische Teleangiektasie
HIT	Heparininduzierte Thrombopenie
HWS	Halswirbelsäule

INR	International normalized ratio
KG	Körpergewicht
KHK	Koronare Herzkrankheit
KKL	Kompressionsklasse
KM	Kontrastmittel
KPE	Komplexe physikalische Entstauung
LAE	Lungenarterienembolie
LDH	Laktatdehydrogenase
LDL	Low-density-Lipoprotein
LMWH	Niedermolekulares Heparin
LRR	Lichtreflexionsrheografie
LWS	Lendenwirbelsäule
MRSA	Methicillinresistenter S. aureus
MRT	Magnetresonanztomografie
NASCET	North American Symptomatic Carotid Endarterectomy Trial
NAST	Nierenarterienstenose
NMH	Niedermolekulares Heparin
NOAC	New Oral Anticoagulant
NSAR	Nicht steroidale Antiphlogistika
OAK	Orale Antikoagulation
PAN	Panarteriitis nodosa
pAVK	Periphere arterielle Verschlusskrankheit
PMR	Polymyalgia rheumatica
PNP	Polyneuropathie
PRIND	Prolongiertes reversibles ischämisches neurologisches Defizit
PTA	Perkutane transluminale Angioplastie
PTS	Postthrombotisches Syndrom
RF	Rheumafaktoren
RLS	Restless-Legs-Syndrom
RP	Raynaud-Phänomen
RZA	Riesenzellarteriitis
SAB	Subarachnoidalblutung
TAA	Thorakales Aortenaneurysma
TAO	Thrombangiitis obliterans
TASC	TransAtlantic Society Consensus
TEP	Totalendoprothese
TIA	Transitorische ischämische Attacke
TOS	Thoracic-outlet-Syndrom
TVT	Tiefe Venenthrombose
VAC	Vakuumversiegelung
VHF	Vorhofflimmern
VVP	Venen-Verschluss-Plethysmografie
ZNS	Zentralnervensystem

Menschenskizzen

A

A1 Gefäßanatomie Arterien

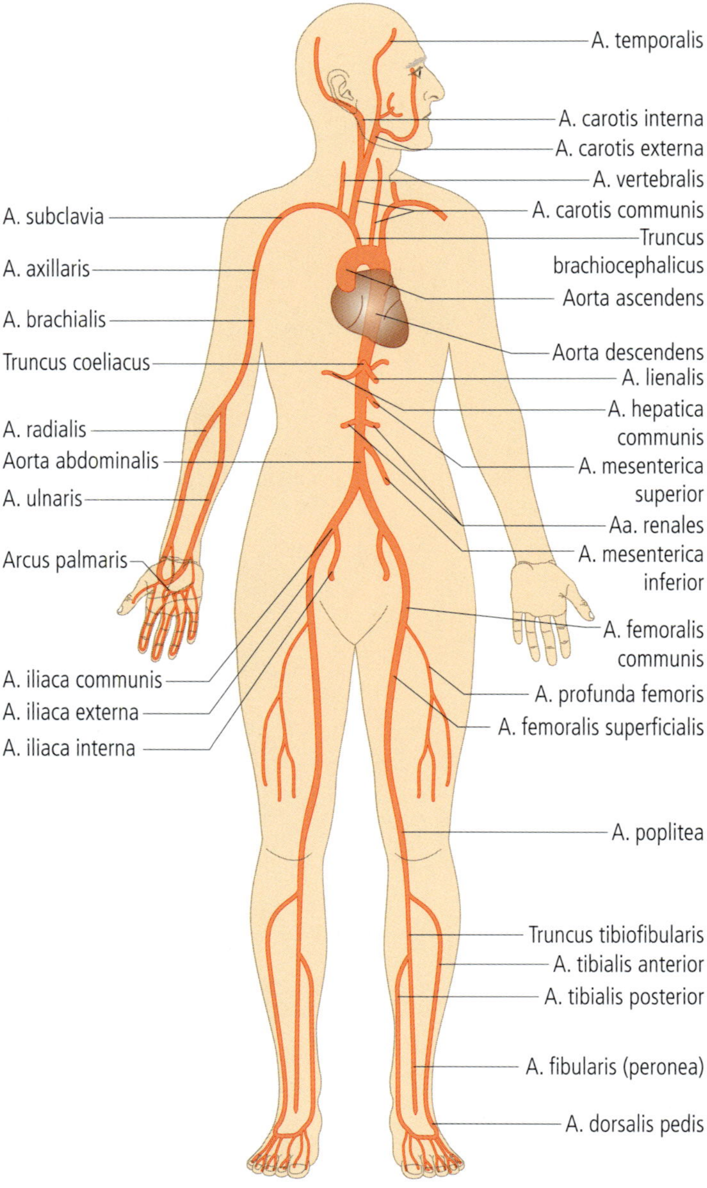

A2 Gefäßanatomie Venen

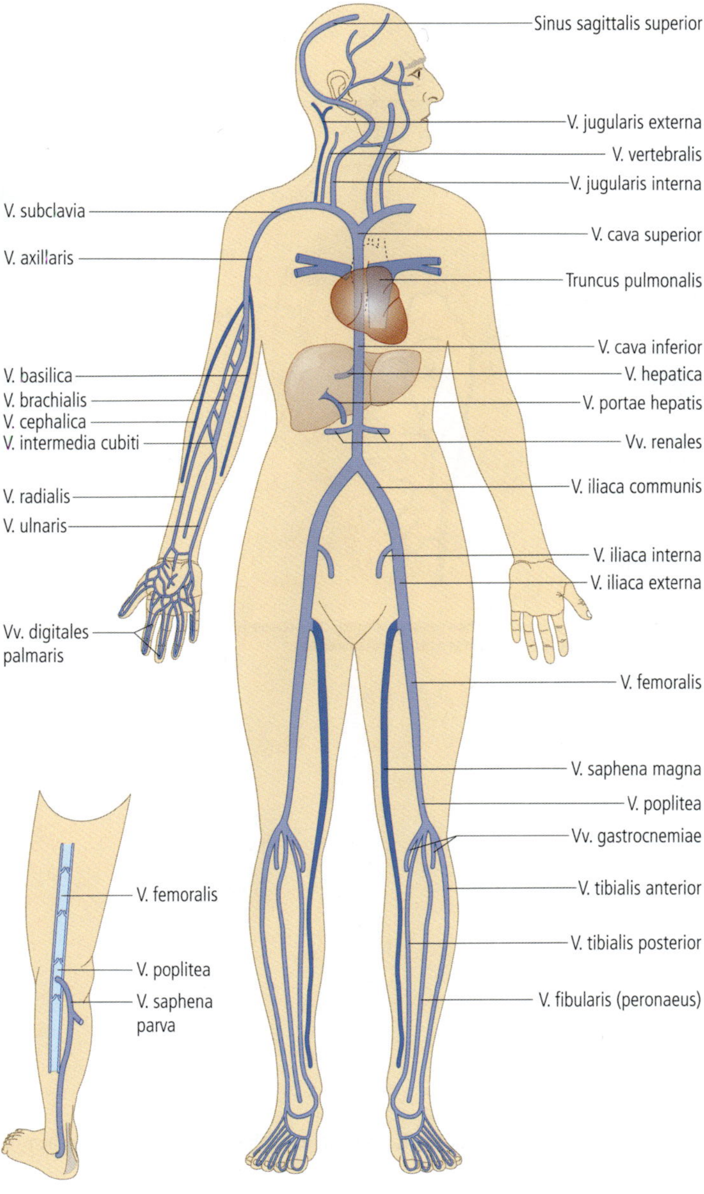

A3 Differenzialdiagnostik (nach Körperregion)

DD KOPF[1]

Spannungskopfschmerz

Migräne

Schmerzmittelkopfschmerz

Meningitis

Subarachnoidalblutung (B1, C1)

Dissektion hirnversorgender Arterien (B1, C1)

Hirnvenenthrombose (B1, C1)

Hypertensive Entgleisung

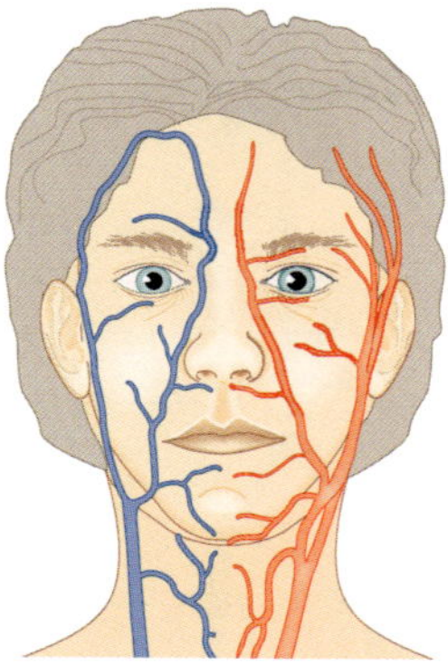

Benigner paroxysmaler Lagerungsschwindel

Phobischer Schwankschwindel

Zentral-vestibulärer Schwindel

Basiläre Migräne

Morbus Menière

Neuritis vestibularis

Hirninsult (C1)

Merke: 1. Die häufigsten Ursachen von Beschwerden sind orthopädische Probleme (HWS, Schulter-Nacken-Muskulatur)!
2. Arterienverkalkung/Karotisstenosen sind per se *nicht* schmerzhaft!

---

1 Häufige und wichtige Ursachen von Kopfschmerzen und Schwindel, vaskuläre Ursachen kursiv.

DD THORAX[2]

Pulmonal
Pleuropneumonie
Pneumothorax

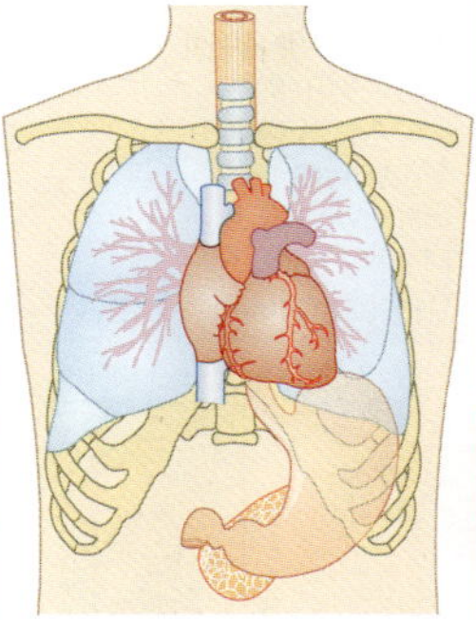

Vaskulär
Lungenarterienembolie (C13)
Aortenruptur/
Aortendissektion (C3)

Gastroösophageal
Reflux/Ösophagitis
Ulcus ventriculi
Hiatushernie
Pankreatitis

Neuromuskulär/ Orthopädisch
Interkostalneuralgie
Vertebrogener Schmerz
Radikulitis (z. B. Herpes Zoster)
Bandscheibenprolaps
Trauma
Tietze-Syndrom

Kardial
Angina pectoris/
Myokardinfarkt
Peri-/Myokarditis
Funktionelle Herzbeschwerden
(als Ausschlussdiagnose!)

2 Häufige Ursachen thoraler Schmerzen, vaskuläre Ursachen kursiv (selten).

Rechter Oberbauch
Cholezystitis, Cholelithiasis
Ulcus duodeni
Niereninfarkt (C4, C5)
Akute Pyelonephritis
Nephrolithiasis
Basale Pleuritis, Pneumonie
Pfortaderthrombose (C4, C5)
Stauungsleber
Atypische Appendizitis
Divertikulitis
Pankreaskopftumor
Kolontumor
Subphrenischer Abszess

Epigastrium
Ösophagitis/Reflux
Magenulkus
Hiatushernie
Angina pectoris
Myokardinfarkt (Hinterwand!)
Magentumor
Ösophagustumor

Linker Oberbauch
Magenulkus
Nephrolithiasis
Niereninfarkt
Akute Polynephritis
Milzinfarkt
Pankreatitis
Angina pectoris
Myokardinfarkt
Aortenaneurysma
Basale Pleuritis, Pneumonie
Subphrenischer Abszess

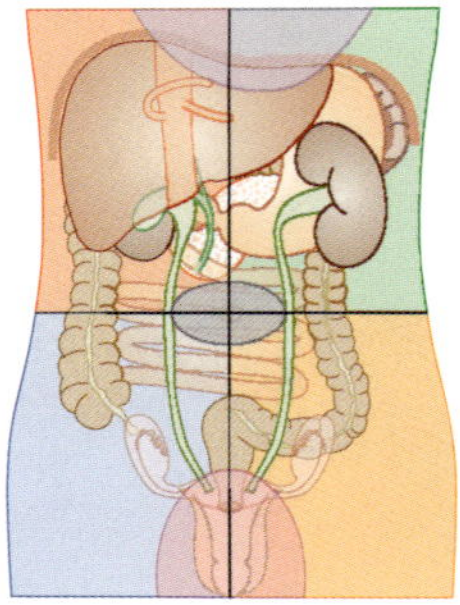

Periumbilikal
Appendizitis (Beginn)
Nabelhernie
Pankreatitis
Aortenaneurysma/-ruptur/-dissektion
Mesenterial-Ischämie
Meckel-Divertikel

Rechter Unterbauch
Appendizitis
Adnexitis, Ovarialzyste
Leistenhernie
Ureterstein
Ileitis (M. Crohn)
Kolontumoren
Divertikulitis
Perityphlitischer Abszess
Ovarialtorsion
Extrauteringravidität
Hodentorsion

Suprapubisch
Zystitis
Akuter Harnverhalt
Appendizitis, Divertikulitis
Sigma-/Rektum-CA
Gynäkologische Erkrankungen

Linker Unterbauch
Divertikulitis
Adnexitis, Ovarialzyste/-torsion
Ureterstein
Leistenhernie
Kolontumor
Extrauteringravidität
Hodentorsion

3 Häufige Ursachen abdomineller Schmerzen, sortiert nach Häufigkeit (vaskuläre Ursachen kursiv).

DD OBERE EXTREMITÄT[4]

Nichtvaskuläre Ursachen

Tendopathien
Epicondylitis humeri radialis
(„Tennisellbogen")
Dupuytren-Kontraktur
Muskelschmerz bei Statinen
Periarthropathia humeroscapularis

Spastik
Wurzelkompressionssyndrome
Plexusläsion
Pancoast-Tumor
Nervenläsionen
(z. B. Pronator-teres-Syndrom)
Karpaltunnelsyndrom (CTS)
Thrombophlebitis (z. B. nach
Blutabnahme/Flexüle)

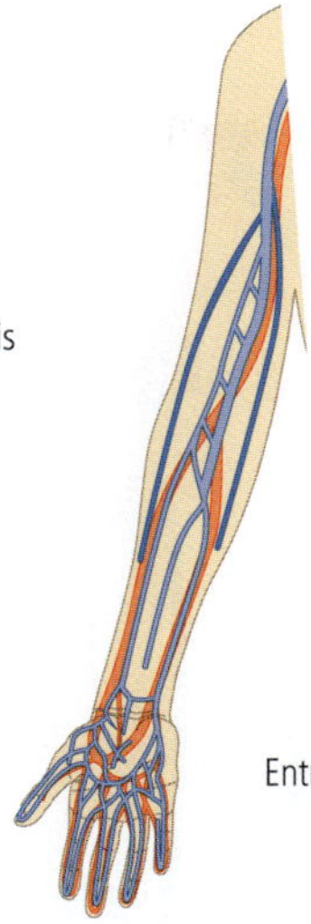

Vaskuläre Ursachen

M. Raynaud/Raynaud-Phänomen (C9)
Akrozyanose (C9)
Thrombangiitis obliterans (TAO) (C2, C8)
Steal (Shunt-Chirurgie)
Subclavian-steal-Syndrom (C1)
Embolie (C2)
pAVK (C2)
Achenbach-Syndrom (B2, C9)

Thrombose (C13)

Lymphödem (C16)

Glomus-Tumor (B2)
CRPS (ehemals M. Sudeck) (C9)
Entrapment/Thoracic-outlet-Syndrom (B2, C6)
Polymyalgia rheumatica (C8)

4 Häufige Ursachen von Beschwerden an der oberen Extremität.

DD UNTERE EXTREMITÄT[5]

Nichtvaskuläre Ursachen

Claudicatio spinalis (degenerative Wirbelsäulen-/ Bandscheibenerkrankungen, Lumboischialgie u. a.)

Degenerative Gelenkerkrankungen (Arthrose, Baker-Zyste u. a.)

Entzündliche Gelenkerkrankungen (Arthritis, Rheuma u. a.)

Trauma (Hämatom, Muskelfaserriss)

Gichtanfall

Myopathie (CSE-Hemmer) u. a. Myopathien und Myositiden

Polyneuropathie

(Chronisch-funktionelles) Kompartment-Syndrom

M. Ledderhose

Tarsaltunnelsyndrom

Fersen-Sporn

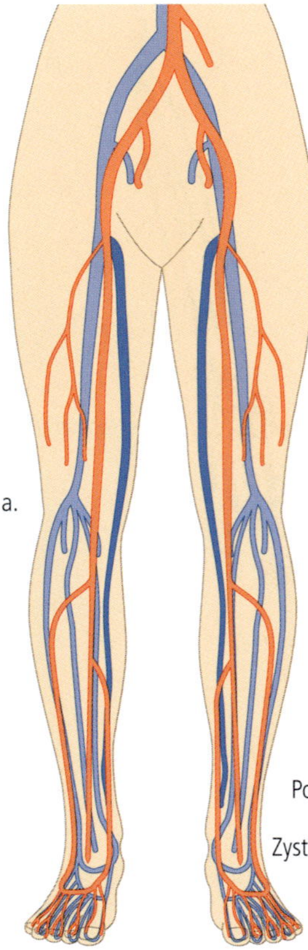

Vaskuläre Ursachen

Akute und chronische pAVK (C2)
Arterielle Embolie (C2)

TVT (C13)
PTS (C14)
CVI (C14)
Varikosis (C11)
Thrombophlebitis (C12)

Lip-/Lymphödem (C15, C16)

Raynaud-Phänomen (C9)
Akrozyanose (C9)

Vaskulitis (C8)
Kollagenose (C8)
TAO, Polymyalgia rheumatica (C8)

Kryoglobuline (C8)
Kälteagglutinine (C8)

AV-Fistel (C6)
Aneurysma (C6)

Gefäßtrauma (C1, C6)
Dissektion (C3, C6)
Strahlenschaden (C1)

Popliteal-Entrapment-Syndrom (C10)
Fibromuskuläre Dysplasie (C1, C4)
Zystische Adventitia-Degeneration (C6)
Gefäßtumor (B2)
Gefäßmissbildung (C17)
Cholesterinkristallembolien (C2)
CRPS (ehemals „M. Sudeck“) (C9)

5 Häufige Ursachen von Beschwerden an der unteren Extremität

Wegweiser: Vom Symptom zum (Gefäß-)Problem

B

B1 Kopfbeschwerden

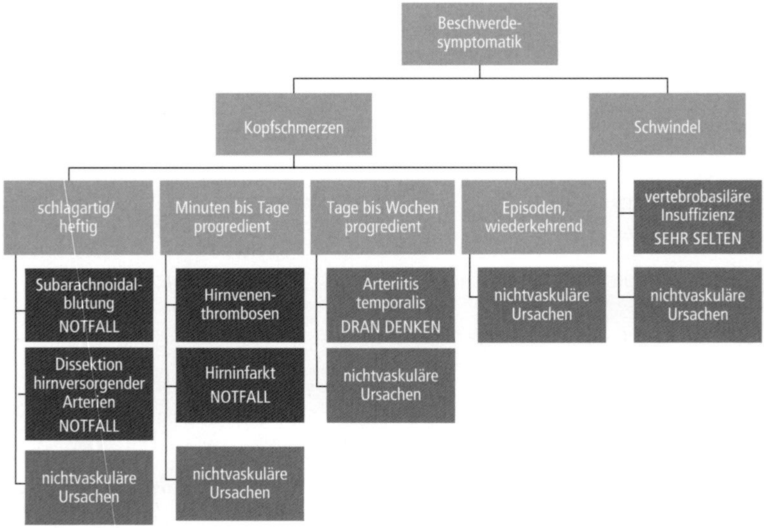

- Bei schlagartig auftretenden heftigsten Kopfschmerzen immer an eine Subarachnoidalblutung denken!
- Bei plötzlich auftretenden neurologischen Ausfällen immer an einen Schlaganfall denken!
- Schwindel ist nur sehr selten ein gefäßmedizinisches Problem

Kopfschmerz: schlagartig und heftigst (Bei Erstmanifestation immer SAB ausschließen!)	
Subarachnoidalblutung Inzidenz ca. 10 pro 100.000 pro Jahr	Zusätzlich Übelkeit/Erbrechen, Bewusstseinsstörungen und/oder Nackensteifigkeit (bei > 50 %)
Dissektion hirnversorgender Arterien Inzidenz ca. 5–10 pro 100.000 pro Jahr	Halbseitige Kopf-/Nackenschmerzen, bei > 20 % zusätzlich Horner-Syndrom und/oder Hirnnervenläsionen
Nichtvaskuläre Ursachen	Anstrengungskopfschmerz, Hustenkopfschmerz, Kopfschmerz bei sexueller Aktivität, Glaukomanfall u. a.

→ Fortsetzung

Kopfschmerz: Minuten bis Tage, progredient	
Hirnvenenthrombose selten, Inzidenz ca. 1 pro 100.000 pro Jahr	Verstärkung der Schmerzen im Liegen, > 40 % zusätzlich Halbseitensymptome, Hirnnervenausfälle und/oder epileptische Anfälle
Hirninfarkt	Führende fokal-neurologische Symptomatik, ca. 30 % einhergehend mit Schmerzen
Nichtvaskuläre Ursachen	Intrakranielle Infektionen, systemische Infektionen, posttraumatischer Kopfschmerz, hypertensive Entgleisung u. a.
Kopfschmerzen: Tage bis Wochen, progredient	
Arteriitis temporalis Inzidenz ca. 15 pro 100.000 pro Jahr bei Alter > 50 Jahre	Alter > 50 Jahre, 30 % mit Visusstörungen (akute Erblindungsgefahr), häufig B-Symptome, Kieferclaudicatio und/oder Polymyalgia rheumatica
Nichtvaskuläre Ursachen	Spannungskopfschmerz, medikamenteninduzierter Kopfschmerz, Liquordrucksteigerung u. a.
Kopfschmerzen: wiederkehrend, selten bis häufig, episodisch	
Nichtvaskuläre Ursachen	Spannungskopfschmerz, Migräne, Clusterkopfschmerz, Trigeminusneuralgie u. a.
Schwindel	
Vertebrobasiläre Insuffizienz sehr selten	Häufiger drop attacks, Bewusstseinsstörungen und/oder Sehstörungen als Schwindel, Kopfhaltungsabhängigkeit beim Kinking (Knick-Stenose einer Arterie)
Nichtvaskuläre Ursachen	Benigner paroxysmaler Lagerungsschwindel, phobischer Schwankschwindel, zentral-vestibulärer Schwindel, M. Menière, basiläre Migräne u. a.

Literatur

- International Headache Society. http://ihs-classification.org.
- Kuhn J, Bewermeyer H. Symptom Kopfschmerz: Entscheidungshilfe in der Akutsituation. Stuttgart: Schattauer Verlag, 2008.

B2 Schmerzen und Missempfindungen in den Händen

Symptom	Diagnose/Bemerkung
Orthopädische Ursachen	
Induration an Handinnenfläche	Dupuytren-Kontraktur ▪ → Blickdiagnose
Proximaler Muskelschmerz	Z. B. bei Statinen ▪ Vorsicht: kann auch nach jahrelangem Statingebrauch neu auftreten; CK bestimmen
Meist einseitig bewegungsschmerzhaftes Schultergelenk	Periarthropathia humeroscapularis ▪ → ad Orthopädie
Schmerzen am Ellbogen bei Bewegung	Epicondylitis radialis humeri (Tennisellbogen) ▪ Berufs- und Sportanamnese, Druckpunkte ▪ → ad Orthopädie
Neurologische Ursachen	
Spastik	Nach Hirninsult ▪ Weiteres Vorgehen je nach Akuität und Intensität; ggf. ad Klinik
Radikuläre Ausfälle oder Reizungen	Wurzelkompressionssyndrome ▪ HWS-Probleme (Bandscheibenprolaps, Degeneration, Abszesse, Neurinome) ▪ → MRT, ad Neurologie/Orthopädie; ggf. rasch ad Klinik
Partielle Paresen und Sensibilitätsstörungen	Plexusläsion- oder Wurzelläsionen ▪ Weiteres Vorgehen je nach Akuität; ggf. ad Klinik
Schmerzen, Parästhesien, Paresen der Hand ulnar	Sulcus-ulnaris-Syndrom ▪ → ad Neurologie
Parästhesien der radialen drei Finger	Pronator-teres-Syndrom ▪ → ad Neurologie *Es gibt noch eine große Zahl weiterer peripherer Nervenkompressionssyndrome!*
Schmerz, Kribbelparästhesien, Schwäche in der Hand	Z. B. Karpaltunnelsyndrom ▪ → Ggf. neurophysiologische Messung veranlassen oder direkt ad Neuro- oder Handchirurgie

→ Fortsetzung

Symptom	Diagnose/Bemerkung
Vaskuläre Ursachen (i. w. S.)	
Schmerzen und Schwellung	
Chronische teigige Schwellung	Lymphödem ▪ Fast regelhaft nach größeren Mamma-Ca-Operationen ▪ → Schnittbilddiagnostik von Axilla/oberer Thoraxapertur
Akute, weiche Schwellung	Thrombose/Thoracic-inlet-Syndrom/M.-Paget-von-Schroetter-Syndrom ▪ D-Dimer-Test; wenn positiv FKDS, → notfallmäßige Vorstellung beim Gefäßspezialisten; ggf. ad Klinik
Schmerzen und Blässe/Kälte	
Einseitig und Armschwäche, chronisch	pAVK ▪ selten am Arm; wenn, meist in der A. subclavia ▪ → Blutdruck an *beiden* Armen messen ▪ → Überweisung zum Gefäßspezialisten ▪ DD auch an CRPS denken
Subakut, multilokulär	Thrombangiitis obliterans (M. von Winiwarter-Buerger) ▪ Oft Arme und Beine betroffen, junge Raucher, Phlebitiden ohne Varikose, distaler Befall ▪ Karotiden/Koronarien initial *nicht* befallen
Subakut, AZ vermindert	Vaskulitiden (i. w. S.), insbesondere Riesenzellarteriitis ▪ Selten mit Manifestation an den Händen ▪ Assoziiert mit Polymyalgia rheumatica ▪ → Sturzsenkung ▪ → ad Angiologie, hier FKDS, Kortisontherapie, evtl. Kapillar-Mikroskopie
Akut	Arterielle Embolien ▪ Meist kardiale Ursache (Arrhythmie) ▪ Arterioarteriell/Cholesterinkristalle
Anfallsweise, kälteassoziiert	Raynaud-Phänomen ▪ Besonders Sklerodermie: pathognomonische Veränderungen an den Fingern ▪ → Kapillarmikroskopie ▪ DD: Kryoglobulinämie; u. a. an Plasmozytom und Hepatitis-C- u. a. Infektionen denken; Kälteangiitis; Vibrationssyndrom (Kettensägen); Hypothenar-Hammer-Syndrom (Fliesenleger); Akrozyanose
Positionsabhängig	Thoracic-outlet-Syndrom ▪ Adson-Test: Arm heben, Kopf nach hinten und nach ipsilateral, einatmen → Verschwinden des Radialispulses ist pathologisch, ggf. mit Pulskurvenregistrierung → ad Angiologie ▪ Sonstige Kompressionssyndrome, wie z. B. Lacertus-fibrosus-Syndrom, sind selten

→ Fortsetzung

Symptom	Diagnose/Bemerkung
Vaskuläre Ursachen (i. w. S.)	
Finger-Hand-Hämatome	
Achenbach-Syndrom (venöse Fingerapoplexie)	▪ Selbstlimitierend, kann aber rezidivieren ▪ Häufig nach Tragen schwerer Lasten, harmlos
Besonderheiten	
Dialyse-Shunt	▪ Steal-Phänomen, bis zu Fingernekrosen ▪ → Shunt-Volumen messen, ggf. Banding-Therapie
Glomustumor	▪ Druckschmerz unter Fingernagel ▪ Klinische Verdachtsdiagnose, bei Beschwerdepersistenz → OP

B3 Das dicke Bein

Symptom	Diagnose/Bemerkungen
Einseitig chronisch	
Ödem eher mäßig, flache Dellen, retromalleoläre Verdickung, venöse Stauungszeichen[a]	TVT, Varikosis, juvenile Varikosis, Tumor Auch: chronische venöse Insuffizienz (Ursache PTS oder Leitveneninsuffizienz mit Unterschenkelbeteiligung) ▪ → FKDS, LRR, Phlebografie (Ausnahme)
Einseitig akut	
Unterschenkel bis Leiste, weich, Dellen, Druckschmerz an den Gefäßen, Spannungsgefühl, dumpfer Schmerz	Trauma, OP, Tumor, TVT, Phlegmasia coerulea (= blau) bzw. alba (= blass) ▪ → FKDS, LRR, Phlebografie (Ausnahme)
Einseitig regional	
Weich, Dellen, fehlende venöse Stauungszeichen, Entzündung dominiert	Arthropathie, Trauma, komplexes regionales Schmerzsyndrom (CRPS) ▪ CRPS Stadium II = chronisches Ödem ohne Hyperthermie ▪ Stadium III = chronisches Ödem ohne Dellen ▪ → Ausschluss venöser Ursache
Chronische Gelenkveränderungen an Händen und Füßen	Rheuma ▪ → Ausschluss venöser Ursache, Rheuma-Diagnostik
Tumor Kniekehle, Wadenschmerzen	Baker-Zyste (häufig, klinisch wie TVT) Rheuma, degenerative Erkrankungen (Arthrose, Meniskusläsion) mit rez. Ergüssen ▪ → Sonografie, DD: Thrombophlebitis prox. V. saphena parva, TVT V. poplitea ▪ Tipp: Wadenschwellung und akuter Schmerz = Ruptur?, Aneurysma A. poplitea pulsierend, oft beidseitig
Einseitig oder beidseitig	
Verdickung betont Vorfuß, Unterschenkel, blass, pastös, keine Dellen, Stemmer-Zeichen: positiv	Primäres Lymphödem (kongenital, nicht familiär, familiär) Sekundäres Lymphödem (nach: Trauma, OP, Tumor) ▪ Typische Verdickung Fußrücken, Ausschluss venöser Ursache ▪ Tipp: Erysipelneigung beachten!

→ Fortsetzung

Symptom	Diagnose/Bemerkungen
Beidseitig, symmetrisch oder asymmetrisch	
Sehr weich, Dellen, schnelle Reaktion auf Hochlagern, Diuretika, Digitalis	Kardiales Ödem ▪ KHK, Atemnot, Nykturie ▪ → Kardiale Diagnostik, Sonografie V. cava inf. (Weite) ▪ Tipp: chronische Herzinsuffizienz macht venöse Stauungszeichen, oft Asymmetrie, dann Kombination mit Phlebödem vorliegend
Weich, blass, venöse Stauungszeichen fehlen	Orthostatisches Ödem ▪ Langes Sitzen, Stehen, Lähmungserscheinungen ▪ → Ausschluss von TVT/kardialer Ursache ▪ Tipp: Flugreisen-Ödem, rasche Rückbildung bei Aktivität (Muskeln); bei Ca-Antagonisten, ACE-Hemmer, Wärme, Alter
Feste Konsistenz, nicht eindrückbar, Fuß ausgespart	Lipödem ▪ diverse Typen → siehe Kap. C15
Beidseitig Ödem mit venösen Stauungszeichen, Rückbildungsfähigkeit	Beidseitige Beckenvenenthrombose (Tumor!), Fehlbildung bei Jugendlichen ▪ → FKDS, LRR, Phlebografie, Abdomen-Sonografie, CT mit KM ▪ Tipp: chronisches Cava-Syndrom nach Schirmimplantation mit sekundärem Gefäßverschluss
Beinödeme und Ödem Gesicht, Hände	Renal, Nephrose, Nephritis ▪ → Nieren-Sonografie, Urin (Proteinurie) ▪ Tipp: Dysproteinämie, DD: Diabetes mellitus, Lymphom, Plasmozytom
Harte Weichteilpolster an den Beinen	Endokrin, Hypothyreose (Myxödem), Hyperkortizismus, M. Basedow ▪ Adynamie, Gewichtszunahme, trockene Haut u. a. ▪ → Schilddrüsendiagnostik, Plasmacortisolbestimmung ▪ Tipp: lokalisiertes prätibiales Ödem bei M. Basedow möglich
Generalisierte Schwellneigung, eher geringe Gliedmaßenschwellung	Idiopathisch, Gewichtsschwankungen mit oder ohne Zyklusbezug ▪ → Ausschluss aller anderen Ödemformen ▪ Tipp: nur bei Frauen, Beginn meist vor der Menopause (bis zu 10 Jahren davor)

[a] *Venektasien peripher kutan, betonte Fußrandvenen, Pigmentierung, Ekzem, Ulcus cruris*

B4 Diverse Beinprobleme

Symptom	Diagnose/Bemerkung
Wadenkrampf	
Meist nachts auftretende schmerzhafte Muskelkontraktion der Wade	Störungen des Elektrolythaushalts: Schwitzen, Hypokaliämie, Hypomagnesiämie ▪ → Meist Wassermangel, selten Salzmangel Andere Ursachen: Medikamente, Diuretika (Thiazide) Fehlbelastung, Überlastung: Beinlängendifferenz, Gon-/Coxarthrose, Fußdeformität, Lumbalgie mit Einklemmungsneuropathien (→ ad Orthopädie) Metabolische Krankheiten: Diabetes, Hypothyreose, Urämie, Hyperurikämie Lumbalgie mit Einklemmungsneuropathien ▪ → *pAVK (intermittierendes Hinken) und Varikosis sind keine Ursache nächtlicher Wadenkrämpfe*
Unter Belastung, regelmäßig → siehe auch Differenzialdiagnose Claudicatio intermittens	= intermittierendes Hinken = Claudicatio intermittens =„Schaufensterkrankheit" = Stadium II der pAVK nach Fontaine ▪ → Stets annähernd gleich, nicht tagesformabhängig, keine Besserung nach „Einlauf-Phase" ▪ → Die Claudicatio-Distanz (CD = Laufstrecke bis zum Wadenschmerz in Metern)
Missempfindungen/andere Beinschmerzen	
Nächtlicher Ruheschmerz, oft dorsolateraler Oberschenkel, nach ventral ziehend	Nervenwurzelkompressionssyndrome (LWS!) ▪ → Besserung durch Bewegung ▪ → Neurologisch-orthopädisches Konsil
Schmerz in den Akren	Stadium III der pAVK nach Fontaine (Ruheschmerz) ▪ → Oft mit livider Verfärbung von Vorfuß/Zehen, Besserung durch Schlafen mit herabhängendem Fuß bzw. im Sitzen
Beinschmerz tagsüber im Stehen, Unruhegefühl und Parästhesien abends in Ruhe	Akute/chronische Lumbalgie, Spondylolisthesis, Coxarthrose Skoliose, Beckenschiefstand, Beinlängendifferenz (Hüftgelenk!) ▪ → Neurologisch-orthopädisches Konsil
Schmerzen, Schwellungsgefühl unter dem Fuß beim Gehen mit Knoten in der Fußsohle	Plantare Fibromatose, M. Ledderhose ▪ → Klinisch, Sonografie, Röntgen, bei Rezidiv evtl. MRT ▪ Tipp: 2/3 Männer, oft mit Dupuytren-Kontraktur, keine sicheren Zusammenhänge zu diversen Erkrankungen, aber keine Krallenzehen

→ Fortsetzung

Symptom	Diagnose/Bemerkung
Brennen der Füße, Fußsohlen, unruhige Beine v. a. nachts im Bett bzw. in Ruhe, durch Gehen gebessert	RLS (siehe unten) Burning-feet-Syndrom ▪ Bettwärme als Auslöser, Kälte hilft ▪ → Nachweisbare Ursachen suchen/Ausschluss: LWS-Syndrom; Diabetes mellitus; periphere PNP; Hepatopathie; Vitamin-B_3-, -B_{12}-Mangel
Schmerz beim Auftreten, gelegentliche Schwellungen im Knöchelbereich, DS Sehnenbereich	Fersensporn ▪ Überbelastung, Mikroverletzung, lange Zeit Beschwerdefreiheit möglich ▪ → Klinisch: Tasten, Röntgen, Sonografie (Entzündung)
Fersenschmerzen, Schwellungsgefühl, Hypästhesie, besonders medialer Fußrand	Tarsaltunnelsyndrom ▪ Rez. diffuse Schmerzen Innenseite Fuß und Unterschenkel ▪ → Neurologisch: ENG, EMG (Kompression N. tibialis posterior) ▪ → NSAR, Schuhwerk, Trainingsumstellung

Differenzialdiagnose Neuropathie/Angiopathie

	Neuropathie	pAVK
Haut	Trocken, gerötet	Blass, atrophisch
Temperatur	Warm	Kalt
Schmerzen	Keine (eher Parästhesien)	Ja
Pulse	+ + +	– – – (evtl. schwach +)
Ödeme	Häufig	Selten
$tcpO_2$-Messung	Normal	Vermindert
Tiefensensibilität	Vermindert	Meist normal

Differenzialdiagnose Claudiactio intermittens

	Häufigkeit	Klinik	Beeinflussung der Beschwerden durch		
			Bewegung	Ruhe	Haltungsänderung
pAVK (Stadium II)	Häufig	Reproduzierbar, Krämpfe in der Wade nach … Metern typisch (CD)	Zunahme	Schnelle Besserung	Keine
Venöse Claudicatio	Selten	Spannungsgefühl, belastungsabhängig	Unterschiedlich	Langsame Besserung	Schnelle Besserung beim Hochlagern
Nervenwurzelkompression	Häufig	Austrahlend (Gesäß, dorsales Bein)	Unterschiedlich	Oft in Ruhe, nachts	Kurzfristige Besserung
Chronisches Kompartmentsyndrom	Selten	Schmerzen nach extremer sportlicher Belastung	Zunahme	Sehr langsame Besserung	Besserung beim Hochlagern
Symptomatische Baker-Zyste	Selten	In Kniekehle und Wade, Schwellung, Druckschmerz	Zunahme	Keine	Keine
Spinalkanalstenose	Häufig	Meist in beiden Beinen, Rückenschmerzen	Ähnlich wie pAVK	Unterschiedlich	Kurzfristige Besserung
Degenerative Gelenkerkrankung	Häufig	Belastungsabhängige Gelenkschmerzen	Zunahme	Langsame Besserung	Unterschiedlich

Claudicatio spinalis/lumbale Spinalkanalstenose

Die progrediente Einengung des Spinalkanals und der Neuroforamina führt zur mechanischen Kompression der neuralen Strukturen mit intraneuralem Ödem und segmentalen vaskulären Störungen. Venöse Stauung und arterielle Minderperfusion sind im Ruhezustand noch kompensiert. Unter Belastung kommt es zu einer nicht mehr ausreichenden Perfusion neuraler Strukturen und zur Entstehung des typischen Beschwerdebildes.

Claudicatio venosa

Belastungsabhängige (v. a. beim Gehen) Zunahme des Volumens im Bein und in den Beinvenen distal eines schlecht kompensierten (post-)thrombotischen Abflusshindernisses bei TVT oder PTS (meist nach Beckenvenen-TVT) mit Einschränkung der Gehstrecke und Besserung nach Hochlagerung.

Literatur

- DGA S3-Leitlinie zur Diagnostik und Therapie der peripheren arteriellen Verschlusskrankheit (2009). http://www.dga-gefaessmedizin.de/uploads/media/S2-LL.TVT_LE.Aug.2010.pdf.
- Siegenthaler W. Differentialdiagnose innerer Krankheiten. Stuttgart: Thieme Verlag, 2000.
- TASC II Inter-Society Consensus for the Management of PAD (2009). http://www.tasc-2-pad.org/upload/SSRubriqueProduit/Fichier2/597.pdf.

RESTLESS-LEGS-SYNDROM (RLS)

Definition/Grundlagen

Keine vaskuläre Erkrankung, aber sehr wichtige und häufige DD von Beinbeschwerden. Es ist eine neurologische Erkrankung mit Gefühlsstörungen und Bewegungsdrang in den Beinen, Füßen und selten auch in den Armen, oftmals einhergehend mit unwillkürlichen Bewegungen und Schlafstörungen, mit Zuordnung zu den extrapyramidalen Hyperkinesien. Prävalenz: 2,5–8 % der Bevölkerung.

Ursachen

- Angeboren/familiär (FA+): ca. 50 %
- Sporadisch/idiopathisch: ca. 25 %
- Sekundär: medikamentös (Psychopharmaka), Anämie (Eisenmangel/niedrig normales Ferritin), Schwangerschaft, PNP, fortgeschrittene Niereninsuffizienz 10–25 %

Die Diagnose RLS wird anhand der klinischen Symptome gestellt. Die 4 (+1) essenziellen Kriterien:

1. Bewegungsdrang der Beine, meist assoziiert mit sensiblen Störungen unterschiedlicher Qualität oder Schmerz,
2. der ausschließlich in Ruhe und Entspannung auftritt und
3. durch Bewegung gebessert wird oder sistiert.
4. Eine zirkadiane Rhythmik mit Überwiegen der Symptome am Abend und in der Nacht ist Teil der Erkrankung.
5. Zusatzkriterium: schnelles gutes Ansprechen auf L-DOPA.

Diagnostik

- Erkrankung kennen
- Klinischer Status: weitgehend o. B.
- Differenzialdiagnosen
  - venöse Erkrankungen der Beine/selten Erythromelalgie/selten CRPS/selten Kompressionssyndrome peripherer Nerven
  - chronische Schmerzsyndrome anderer Ätiologie (spinal)
  - benigne Muskel-/Wadenkrämpfe
  - Einschlafmyoklonien
  - Neuroleptika-induzierte Akathisie
  - generalisierte innere Unruhe, z. B. im Rahmen einer psychischen Erkrankung
  - „Painful-legs-and-moving-toes"-Syndrom

Therapie

- Behandlung etwaiger Grunderkrankungen (Angiologe oder Neurologe je nach DD)
- Oft keine spezifische Therapie notwendig, ansonsten: symptomatische Therapie
  - primär: L-DOPA 75–400 mg nocte (Restex, Madopar, Generika)
  - sekundär: Pramipexol, Ropirinol
- Therapiemodifikation bei L-DOPA-Versagern (Antikonvulsiva, Cabergolin, Lisurid)
- Ggf. Schlaflabor (selten erforderlich, bei V. a. Schlafapnoe-Syndrom als DD der Tagesmüdigkeit)

Literatur

- DGN-Leitlinien RLS 2008. http://www.awmf.org/leitlinien/detail/ll/030-081.html.
- Trenkwalder et al. Treatment of Restless Legs Syndrome: An Evidence-Based Review and Implications for Clinical Practice. Movt Disord 2008; 23: 2267–302. http://www.movementdisorders.org/publications/ebm_reviews/treatmentofrls.pdf.

B5 Das offene Bein

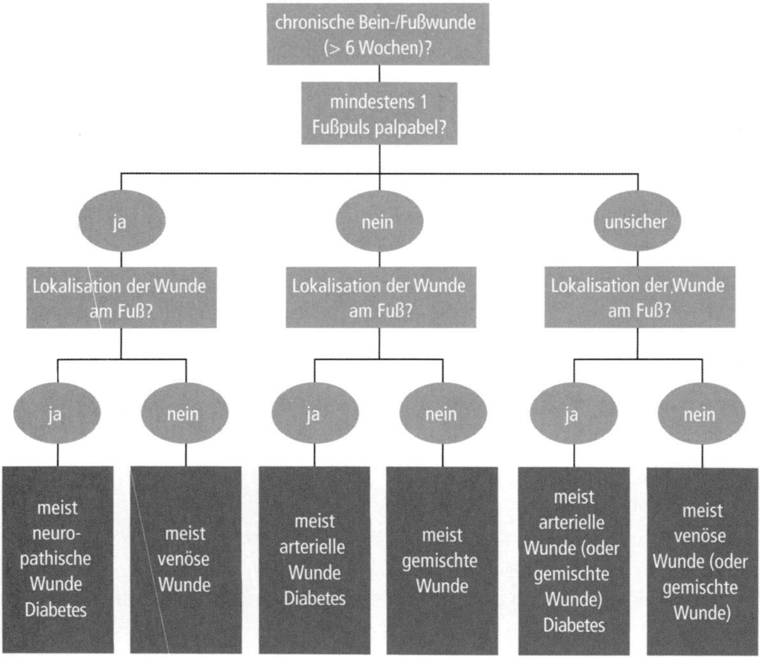

- Eine chronische Wunde des Unterschenkels ist meistens venöser Genese
- Eine chronische Wunde des Fußes ist meistens arterieller Genese
- 90 % aller chronischen Ulzera sind vaskulärer Genese
- 50–70 % aller chronischen Ulzera sind venöser Genese
- 10–20 % aller chronischen Ulzera sind arterieller Genese (pAVK Stadium IV nach Fontaine)
- Ca. 5 % aller chronischen Ulzera sind neuropathischer Genese (insbesondere Diabetes mellitus)
- Ca. 5 %: weitere vaskuläre Ursachen (z. B. Vaskulitis, Thrombophilie), hämatologische Systemerkrankungen (z. B. myeloproliferative Erkrankungen), Infektionen (lokal oder systemisch), Arzneimittel (z. B. Hydroxyurea), Tumoren, Lymphabflussstörungen u. a.

- Tipp
  1. Bei allen „nicht normal" abheilenden Wunden am Unterschenkel/Fuß an Durchblutungsstörung denken!
  2. Bei Therapieresistenz trotz best medical treatment → Biopsie (Verdacht auf Tumor oder Vaskulitis!)
  3. Bei gemischt arteriovenösen Ulzera → erst die pAVK, dann venös therapieren, ggf. Prostanoid-Infusionen als Ultima Ratio bei fehlender Revaskularisierungsmöglichkeit

Literatur

- Binder B. Differenzialdiagnose des Ulcus cruris. Zeitschrift für Gefäßmedizin 2010; 7: 6–9.
- Scherbaum WA, Haak T. Diagnostik, Therapie, Verlaufskontrolle und Prävention des diabetischen Fußsyndroms. http://www.deutsche-diabetes-gesellschaft.de.
- Bacher A, Trautinger F. Differentialdiagnostik des Ulkus cruris. Facharzt 01/2008.
- Ruppe U et al. Prostanoide in der Therapie des gemischt arterio-venösen Ulcus cruris. MedReport 2003; 38: 4–7.

Spezieller Teil

C

C1 Zerebrale arterielle Verschlusskrankheit

G GRUNDLAGEN

Definition

Klinische Endstrecke der arteriosklerotischen Karotis-Erkrankungen ist der apoplektische Insult (dritthäufigste Todesursache in Deutschland, pro Jahr ca. 150.000 Insulte, davon 20 % tödlich, von den Überlebenden sind 2/3 dauerhaft behindert, davon 30 % pflegebedürftig).

Ursachen

- Makroangiopathien extra-/intrakraniell: 18 %
- Mikroangiopathie: 26 %
- Kardiale oder plaquebedingte Embolien: 23 %
- Unbekannte Ursachen: 29 %
- Sonstige Ursachen (hämatologische Erkrankungen, fibromuskuläre Dysplasie, Strahlenschaden, Vaskulitis, Dissektion): 4 %

Vorboten des Insults sind selten (unter 25 %), aber immer ernst zu nehmende Warnsignale:

- Symptome der A.-carotis-interna-/A.-cerebri-media-Achse
  - TIA: z. B. Sprachstörungen (Aphasie), kontralaterale Hemiparaese (arm-/beinbetont), Amaurosis fugax (ipsilaterales Auge betroffen)
- Symptome der A.-vertebralis-/A.-basilaris-Achse
  - Drehschwindel, Hörminderung, Ataxie, homonyme Hemianopsie, Doppelbilder, Röhrensehen, drop attacks (umstritten)

Klinische Stadien des Hirninfarktes

Stadium	Bezeichnung	Erläuterung
I	Asymptomatisches Stadium	Zufallsdiagnose von Hirnarterienstenosen
IIa	Transitorisch ischämische Attacke (TIA), Sehstörungen (Amaurosis fugax)	Reversible neurologische Ausfälle, die sich innerhalb von Minuten bis 24 Stunden zurückbilden
IIb	Prolongiertes reversibles ischämisches neurologisches Defizit (PRIND)	Neurologische Symptomatik reversibel, Zeitdauer > 24 h bis 7 Tage
III	Progredienter Insult	Neurologische Symptomatik innerhalb von 6–48 h fortschreitend
IV	Kompletter, abgeschlossener Insult	

Diagnostik

Asymptomatischer Patient

Erhöhtes kardiovaskuläres Risiko (Hypertonus, Nikotinkonsum, Diabetes mellitus, Hypercholesterinämie u. a.)? → Neben kardiologischer Diagnostik auch FKDS der Karotiden beim Gefäßspezialisten veranlassen

Symptomatischer Patient

- Akute und noch bestehende Symptomatik? → Umgehende stationäre Einweisung mit Notarzt, vorzugsweise Gefäßzentrum mit Intensivstation oder Stroke unit (siehe unten)
- Bei abgelaufener TIA rasche Vorstellung beim ambulanten Spezialisten (Karotisstenose?)

Therapie

Asymptomatischer Patient

- Allgemein und Stenose < 70 %: optimale Therapie der kardiovaskulären Risikofaktoren: Statine (Ziel-LDL < 100 mg/dl), Thrombozytenaggregationshemmer (ASS 100 mg/d), RR-Therapie, Blutzuckereinstellung etc.
- FKDS-Kontrolle in 3–12 Monaten, je nach Befund und Dynamik
- Stenose > 70 %: Prozedere mit ambulantem Spezialisten abstimmen

Symptomatischer Patient

- Umgehende stationäre Einweisung (siehe oben)
- Bis zum Transport → i.v. Zugang, Infusion, O_2-Sonde, Kreislaufkontrolle, ggf. vorsichtig Nitroglycerin sublingual und Ausgleich grober Blutzuckerentgleisungen

Merke

- Schwindel oder Kopf-/Hals-/Nackenschmerzen sind *keine* Symptome der Karotisstenose
- „Time is brain!"
- ASS nicht über 100 mg/d dosieren!

Medizinischer Tipp

- Schwindel könnte Ausdruck eines Subclavian-steal-Phänomens sein; hier oder bei Zufallsbefund einer RR-Differenz an den Armen > 20 mmHg sollte dies vom ambulanten Spezialisten weiter geklärt werden

Organisatorischer Tipp

- MR- und CT-Angiografie sind teuer und keine sinnvolle Primärdiagnostik

Diagnostik

- Hauptaufgabe: Entdeckung und Gradierung von A.-carotis-interna-(und communis)-Stenosen bzw. Verschlüssen v. a. durch FKDS (Stenosegraduierung der ACI siehe Tabelle)
- MR- oder CT-Angiografie bei unklarem FKDS oder intrakraniellem Befund

Einteilung von Stenosen der A. carotis interna

Stenosegrad in % (NASCET)		10	20–40	50	60	70	80	90	Verschluss
Stenosegrad in % (ECST; alt)		45	50–60	70	75	80	90	95	Verschluss
Stenosekriterien (DEGUM)	B-Bild	+++	+						
	Farb-Doppler-Bild	+	+++	+	+	+	+	+	+++
	Syst. V_{max} im Stenosemaximum (cm/s)			200	250	300	350–400	400–500	
	Syst. V_{max} poststenotisch (cm/s)					> 50	< 50	< 30	

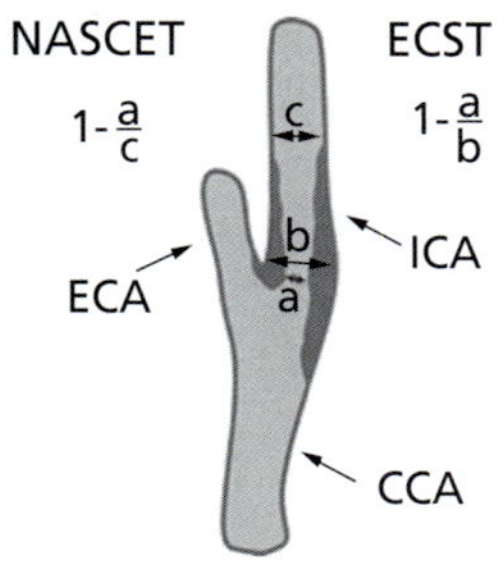

Therapie

Asymptomatischer Patient

- Bei Stenose < 70 %: siehe Hausarzt
- Erste FKDS-Kontrolle in 3–6 Monaten; wenn keine Änderung alle 12 Monate; so auch postoperativ oder postinterventionell

- Bei Stenose > 70 % (Männer)/> 80 %?? (Frauen): → Weiterleitung an Gefäßzentrum, in dem sowohl OP als auch Stenting angeboten wird
- Alternativ best medical therapy, je nach Situation des Patienten, evtl. nur Thrombozytenaggregationshemmung

Symptomatischer Patient

- Bei Stenose < 70 %: in der Regel best medical therapy, ggf. → ad Gefäßzentrum; in Ausnahmefällen OP bei echoarmen Plaques/Ulzerationen (Emboliequelle!)
- Bei Stenose > 70 %: umgehende Weiterleitung in ein Gefäßzentrum (siehe „Hausarzt")

Merke

- MR-Angiografien neigen zur Überschätzung von Stenosen
- CT-Angiografien sind bei starker Verkalkung problematisch
- Vertebralisstenosen sind selten therapiewürdig

Medizinischer Tipp

- Flussumkehr in der A. vertebralis wird nur dann als Subclavian-steal-Syndrom bezeichnet, wenn der Patient symptomatisch ist (Schwindel oder Armschmerzen unter Armbelastung); sonst Subclavian-steal-Phänomen → beobachten
- → dann ggf. auch weitere Bildgebung und invasive Therapie in Gefäßzentrum

Organisatorischer Tipp

- Machen Sie sich als Zuweiser ein Bild über Therapiespektrum, Interdisziplinarität der Entscheidungen, Seriosität der Therapieindikation, Behandlungsfrequenz und Komplikationsrate Ihres kooperierenden stationären Gefäßzentrums

Vorbemerkungen

- Hauptaufgabe: revaskularisierende Maßnahmen (OP, Stent) – überwiegend an der A. carotis interna
  - Bei akutem ischämischen Insult: ggf. systemische oder lokale Lyse
  - Therapieeinleitung/-optimierung zur Reduktion kardiovaskulärer Risikofaktoren
  - Bei neurologischen Defiziten: rasche neurologische Frührehabilitation

Diagnostik

- FKDS-Untersuchung zur Primärdiagnostik oder Befundbestätigung
- Je nach therapeutischer Dringlichkeit vor Therapie noch:
  - kardiologische Diagnostik (EKG, Echo), fachneurologische Untersuchung
  - CT/MR Schädel (Hirn), ggf. mit Angiografie vor Stenting, Blutungsausschluss/Infarktgrößenbestimmung vor Lyse
- Feststellung wichtiger Parameter für die Differenzialtherapie:
  - symptomatisch/asymptomatisch
  - Symptombeginn und -verlauf
  - Alter, Geschlecht
  - Begleit- und Vorerkrankungen
  - Medikation
  - Stenosegrad/-morphologie/-lokalisation
  - Voroperation/Bestrahlung der Halsregion

Therapie

- Stent (CAS) oder OP (CEA) bei > 70%igen Stenosen, grundsätzlich kann man zzt. beide Methoden als gleichwertig bezeichnen. Die individuelle Wahl erfolgt nach sonografischen, angiografischen, anatomischen, technischen und sonstigen Zusatzkriterien. Weiche Plaques scheinen ein Risiko für CAS darzustellen (Embolie!).

Asymptomatischer Patient

- < 70 Jahre eher CAS, > 70 Jahre eher CEA
- Allgemein hohes OP-Risiko: → CAS

Symptomatischer Patient

- CAS oder CEA innerhalb von 2 Wochen bei „Completed stroke"
- CAS oder CEA sofort bei „Evolving stroke"

- Ischämischer Insult in Progress < 3(–6) Stunden ohne hochgradige ACI-Stenose (embolisch) → evtl. systemische Lyse, wenn keine Blutung und Befall von weniger als 1/3 einer Hemisphäre bzw. Hypodensität im Bereich der A. cerebri media im CT
  - rt-PA-Dosis 0,9 mg/kg KG über 1 Stunde i.v., davon 10 % als Bolus am Anfang

Merke

- Lokale Lyse und periphere PTA können nicht als Routinemethoden angesehen werden
- MR mit KM ist nicht nierenneutral, aber „besser" als Röntgen-KM
- Bei vermeintlich symptomatischer ACI-Stenose → DD einer kardialen Genese
- ACI-Verschluss/Stenosen unter 50 % werden nicht mehr/noch nicht invasiv therapiert
- Bei hochgradigen asymtomatischen ACI-Stenosen → individuell die Option einer best medical care abwägen (siehe oben)
- Ein erfahrener Chirurg ist besser als ein interventionalistischer Anfänger; dennoch zeigt die bisher größte Vergleichsstudie (CREST) Äquivalenz

Medizinischer Tipp

- Darstellung der Aortenbogenanatomie zur invasiven Therapieplanung: CT-/MR-Angiografie (→ „KM-freie" TOF-Technik)
- Bei Subclavian-steal-Syndrom ist die Beseitigung der Subklaviastenose, primär mittels perkutaner Intervention/Stent, anzustreben

Literatur

- Arning C et al. Revision of Ultrasound Criteria in Carotid artery stenosis. Ultraschall in der Medizin 2010; 31: pp 251ff.
- Brott TG et al for the CREST Investigators. Stenting versus Endarterectomy for Treatment of Carotid-Artery Stenosis. N Engl J Med 2010; 363: 11–23.
- Brott TG, Halperin JL, Abbara S, Michael Bacharach JM, Barr JD, Bush RL, Cates CU, Creager MA, Fowler SB, Friday G, Hertzberg VS, Bruce McIff EB, Moore WS, Panagos PD, Riles TS, Rosenwasser RH, Taylor AJ. 2011 SA/ACCF/AHA/AANN/AANS/ACR/ASNR/CNS/ SAIP/SCAI/SIR/SNIS/SVM/SVS Guideline on the Management of Patients With Extracranial Carotid and Vertebral Artery Disease: Executive Summary; J Amer Coll Cardiol 2011; 57: 1002–44.
- Furlan A, Higashida R, Wechsler L, Gent M, Rowley H, Kase C, Pessin M, Ahuja A, Callahan F, Clark WM, Silver F, Rivera F. Intra-arterial prourokinase for acute ischemic stroke. The PROACT II study: a randomized controlled trial. Prolyse in Acute Cerebral Thromboembolism. JAMA 1999; 282: 2003–11.

C2 Periphere arterielle Verschlusskrankheit

G GRUNDLAGEN

Definition und Epidemiologie

- Einschränkung der Durchblutung durch Stenosen oder Verschlüsse von Extremitäten versorgenden Arterien
- 95 % werden durch Arteriosklerose/Atherothrombose hervorgerufen
- 5 % entzündlich, genetisch, traumatisch, embolisch (u. a. Cholesterinkristallembolie, kardial und arteriell)
- Die pAVK ist
  - altersabhängig: Gesamtprävalenz: 3–10 %, bei Alter > 70 Jahre: 15–20 % (getABI-Studie: 21 % bei > 65 Jahre)
  - oft unentdeckt: Das Verhältnis asymptomatischer/symptomatischer pAVK liegt altersunabhängig bei ca. 4 : 1
  - eine „Systemerkrankung" mit Manifestation in allen Gefäßregionen (pAVK, cAVK, KHK, viszerale AVK)
  - eine Marker-Erkrankung für kardiovaskuläre Morbidität und Mortalität. Diese steigen mit Fortschreiten der Erkrankung an; so beträgt die 1-Jahres-Mortalität bei kritischer Extremitätenischämie (Critical Limb Ischemia = CLI) bis zu 20 %
- Die 5-Jahres-Mortalität ab Erstmanifestation beträgt 28 % (vgl. Mammakarzinom: 15 %)
- Epidemiologische Studien/Register (u. a. REACH) zeigen:
  - Die pAVK wird von Ärzten und Patienten unterschätzt, im Vergleich zur KHK zu spät und zu zögerlich diagnostiziert
  - Unterversorgung hinsichtlich Risikofaktoren und Begleiterkrankungen: Nur jeder zweite Patient erhält ASS, nur 20–25 % ein Statin

Symptomatik

- Belastungsinduzierter Beinschmerz nach reproduzierbarer Gehstrecke mit rascher Erholung in Ruhe, je nach Verschlusslokalisation meist in der Wade (selten Gesäß/Oberschenkel), bis hin zum ischämischen Ruheschmerz im Liegen mit Besserung unter Beintieflage in den Akren (nicht in der Wade!)

- Eine starke Variabilität der Beschwerden („tagesformabhängig") oder ein „Sich-Einlaufen" mit langsam abnehmenden Beschwerden unter Belastung spricht *gegen* eine pAVK

Stadieneinteilung der pAVK nach Fontaine	
Stadium	**Klinisches Bild**
I	Asymptomatisch (Zufallsbefunde: Kalksäulen im Röntgenbild, Plaques in der Sonografie)
IIa	Gehstrecke > 200 m
IIb	Gehstrecke < 200 m
III	Ischämischer Ruheschmerz
IV	Ulkus, Gangrän

Fontaine III–IV: CLI (Critical Limb Ischemia): sofortige Einleitung einer perfusionsverbessernden Therapie!
IIa/IIb von relativem Wert. Cave: individuelle Tolerierbarkeit! Der 94-Jährige, der 195 m läuft, wäre IIb, der 49-Jährige mit 205 m IIa?!
Es gibt das komplizierte Stadium IIb, z. B. bei gemischt arteriovenösen Ulzera oder Diabetes.

Merke

- ABI = Ankle-Brachial-Index (= Knöchel-Arm-Index; nicht: „Arm-Bein", sondern umgekehrt)
  - höchster syst. Druck Bein/höchster Druck Arm = ~1,0 (< 0,9 = pAVK, < 0,3 = bedrohlich!)
  - Beachte die Unverwertbarkeit der Werte bei diabetischer Mediasklerose

Zur Akutform: vgl. S. 63

Diagnostik

- Anamnese, Status
- Klinische Untersuchung, Pulsstatus! Inspektion: bes. Zehen, Wiederauffüllung der apikalen Kapillaren nach Kompression (Seitendifferenz) oder kurzer Hochlagerung des Beines (Ratschow-Probe)
- Aus-/Einschluss Begleiterkrankungen (Diabetes mellitus, KHK u. a.)
- Differenzialdiagnostik (siehe Beinschmerz)
- Apparativ (Stethoskop, Doppler-ABI)

Therapie

- Prophylaxe (ASS)
- Therapie der Begleiterkrankungen/Risikofaktoren
- Spezifische medikamentöse Therapie, z. B. Prostanoid-Infusionen, Cilostazol® → siehe Spezialklinik
- Wundbehandlung
- Veranlassung von Gehtraining

Merke

- Nächtliche Schmerzen im dorsalen Oberschenkel oder Wadenkrämpfe sind keine pAVK-Schmerzen
- Keine Angiographie ohne Duplexsonographie
- Doppler: falsch hohe Verschlussdrücke bei Diabetes mellitus = Mediasklerose!

Medizinischer Tipp

- Gefäßsportgruppen sind rar, in diesen läuft das Training aber nachweislich besser ab als individuell
- Längere Wundbehandlung niemals ohne Gefäßabklärung (Differenzialdiagnose arteriell vs. venös)

Organisatorischer Tipp

- Arzneimittelbudget-Schonung durch Zusammenarbeit mit Spezialist oder Meldung als „außergewöhnlich teurer Einzelfall"; ggf. bei Häufung: Geltendmachung einer „Praxisbesonderheit"
- Bestimmung des ABI ist keine bezahlte Kassenleistung

- Praktiker muss Taschen-Doppler kaufen
- Zum Screening (Ausschlussdiagnostik) ist auch ein automatisches Blutdruckmessgerät für ca. 50 € brauchbar

Diagnostik

- Gefäßanamnese, Gefäßstatus
- Funktionsmessung (Plethysmografie, LRR, Doppler-Druck)
- Laufband
- Duplexsonografie!
- Ggf. Angio-MRT/DSA

Therapie

- Vasoaktiva: → siehe Spezialklinik
- Evtl. PTA/-Stenting (ggf. bei Kooperationspartner)
- Qualifiziertes Gehtraining

Merke

- Keine DSA, Angio-MRT ohne Duplex
- Keine Phlebografie ohne Duplex
- Bei Interventionen ggf. Konsil: Angiologe – Gefäßchirurg!
- Bei stationärer Einweisung: „Wen – wohin?" → „Kompetenz-Zentrum" (– wofür?)

Medizinischer Tipp

- Zeitnaher Duplex-Termin → Netzwerke gründen!
- Off-label-Therapie (z. B. Prostanoide im Stadium IIb) durch qualifizierte Dokumentation vermeiden, ggf. begründen
- Wenn Patient ad Hausarzt → mit Kontrolltermin/Therapievorschlag verbindlich verbleiben

Organisatorischer Tipp

- Kooperation mit in der Behandlung des Diabetischen Fußsyndroms (DFS) versiertem Diabetologen oder Fußambulanz
- Kooperation mit Wundspezialisten (z. B. für VAC®-Therapie)
- DRG-Zwänge („blutige Entlassung" → Absprache mit ambulantem Gefäßspezialisten)

Diagnostik

- Überprüfung von fachärztlicher Gefäßanamnese/Gefäßstatus
- Duplexsonografie
- Angio-MRT
- DSA
- Anästhesiologisches/internistisches/orthopädisches usw. Konsil

Therapie – allgemein

- Grundsätzliche Therapieoptionen: Katheterintervention/OP/komplett konservativ (Prostaglandine wie Prostacyclin oder PGE1/Gehtraining)
- Entscheidungsgrundlagen: Lokalisation und Länge der Läsion, klinisches Stadium
- Wenn grundsätzlich invasives Vorgehen angezeigt: differenzialtherapeutische Entscheidung nach TASC-Kriterien (im Allgemeinen werden TASC-A- und TASC-B-Läsionen primär interventionell behandelt)
- Bei Stadium IV nach Fontaine beruht die therapeutische Reihenfolge auf dem IRA-Konzept: **I**nfektion bekämpfen, **R**evaskularisation, ggf. **A**mputation
- Ggf. autologe oder allogene Stammzelltransplantation (experimentell)

Therapie mit Vasoaktiva

- Effektivität und Sinn oraler Vasoaktiva (inkl. Cilostazol) sind sehr zurückhaltend einzuschätzen
- Nicht zuletzt unter Vergütungsaspekten ist der Zulassungsstatus (parenteraler) Vasoaktiva zu berücksichtigen: Prostacyclin ist nur bei Thrombangiitis obliterans zugelassen, PGE1 nur bei pAVK im Stadium 3 und 4, Pentoxifyllin zwar auch im Stadium 2, aber (laut BGA) nur vergütungsfähig, wenn andere Maßnahmen dokumentiert erfolglos waren
- Die Gabe von PGE1 kann nach Maßgabe des Arztes 1× oder 2×/Tag appliziert werden, u. a. auch in Abhängigkeit von der Verträglichkeit der applizierten Einzeldosis

Merke

- Keine Angiografie ohne Duplex
- Differenzialtherapeutische Entscheidung (OP oder Intervention) sollte interdisziplinär getroffen werden!

- Keine Amputation bei „diabetischem Fuß" ohne Gefäßdiagnostik/Vorstellung beim DFS-erfahrenen Diabetologen
- Bei drohender Majoramputation ist „jede Therapieoption erlaubt"

Medizinischer Tipp

- Wöchentliche Fallbesprechung
- Fortführung längerer Therapien (z. B. Infusion) beim ambulanten Kooperationspartner
- Verordnungsfähigkeit von Reha-Sport (Gehtraining), mit entsprechenden Formularen

Organisatorischer Tipp

- DRG-Zwänge („blutige Entlassung" → Absprache mit ambulantem Gefäßspezialisten)

Literatur

- Amann B, Luedemann C, Ratei R, Schmidt-Lucke JA. Autologous bone marrow cell transplantation increases leg perfusion and reduces amputations in patients with advanced critical limb ischemia due to peripheral artery disease. Cell Transplant 2009; 18: 371–80.
- Diehm C et al for the German Epidemiological Trial on Ankle Brachial Index Study Group (GetAbi). Mortality and vascular morbidity in older adults with asymptomatic versus symptomatic peripheral artery disease. Circulation 2009; 120: 2053–61.
- Lawall H, Diehm C et al. S3-Leitlinien zur Diagnostik und Therapie der peripheren arteriellen Verschlusskrankheit. VASA 2009; 38 (Suppl 75):1–72.
- Norgren L, Hiatt WR, Dormandy JA, Nehler MR, Harris KA, Fowkes FG et al. Inter-Society Consensus for the Management of Peripheral Arterial Disease (TASC II). Int Angiol 2007; 26: 81–157.
- Schmidt-Lucke JA. Allogeneic Somatic Mesenchymal Cell-Application in Critical Limb Ischemia (CLI). A Phase-1-Safety and Feasibility Study (PLX-PAD-1) – first in man. Abstract DGK-Kongress, Mannheim, 2011.
- Schmidt-Lucke JA, von Bierbrauer A, von Wichert P. Funktionsdiagnostik in der Angiologie. Der Internist 1995; 36: 18–28.
- Schmidt-Lucke C, Schmidt-Lucke JA. Pathophysiology of peripheral occlusive disease. In: Topol, Lanzer (eds). PanVascular Medicine. Berlin: Springer Verlag, 2002.

C3 Aortenaneurysma

G GRUNDLAGEN

Definition

Aortenaneurysmen sind umschriebene Gefäßerweiterungen mit einem Durchmesser > 3 cm. Darunter spricht man von Dilatationen.
Man unterscheidet in Abhängigkeit von den betroffenen Wandschichten:

- Aneurysma verum: echtes Aneurysma. Alle drei Wandschichten sind betroffen
- Aneurysma dissecans: Einriss der Gefäßintima mit Eintritt von Blut in die Mediaschicht. Es entsteht ein inneres = „wahres" Lumen und ein äußeres = „falsches" Lumen mit dünner Wand
- Aneurysma spurium: falsches Aneurysma. Es besteht ein Gefäßwanddefekt (nach OP, Trauma, Intervention). Ausbildung einer mit Blut gefüllten perivaskulären Höhle, die mit dem Gefäßlumen in Verbindung steht (auch „pulsierendes Hämatom" genannt)

Morphologie

- Spindelförmig, neigt zur Dissektion
- Sackförmig, neigt zur Ruptur
- Inflammatorisch, mehrschichtige (oft sehr verdickte) Wand

Lokalisation

- Aorta abdominalis (AAA): 92 %, davon 95 % infrarenal
- Aorta thoracalis (TAA): 8 %

Epidemiologie des AAA

- Geschätzt werden 40 Erkrankungen auf 100.000 Einwohner/Jahr
- Männer : Frauen = 6 : 1
- Bei > 50-Jährigen: Vorkommen in 3–5 %
- Bei > 70-Jährigen: Vorkommen in 12 %

Ätiologie

- Die Arteriosklerose ist mit ca. 90 % die häufigste Ursache
- Hauptrisikofaktoren: Nikotinabusus, Alter > 65 Jahre, männliches Geschlecht
- Weitere Risikofaktoren: positive Familienanamnese, KHK, zerebrovaskuläre Insuffizienz, COPD
- Seltene Ursachen: traumatisch, angeboren infektiös („mykotisch", bakterielle Besiedlung bei septischer Streuung, benachbarter Infektionsherd), syphilitisch (thorakale Aorta), inflammatorische Aortitis mit und ohne M. Ormond, Marfan-Syndrom (thorakale Aorta sowie Augen, Skelettsystem und kardiovaskuläres System sind betroffen), Takayasu-Aortitis, zystische Medianekrose (Erdheim-Gesell)

Spontanverlauf

Die Wachstumsrate beträgt durchschnittlich 0,3–0,4 cm/Jahr, ist individuell aber sehr unterschiedlich und abhängig von Begleiterkrankungen und deren konsequenter Therapie.

Die Rupturgefahr steigt:

- mit dem *Durchmesser* (nicht der Länge!)
  - < 5 cm: Rupturgefahr 1 %/Jahr
  - 5–6 cm: Rupturgefahr 1–10 %/Jahr
  - 6–7 cm: Rupturgefahr 10–22 %/Jahr
  - > 7 cm: Rupturgefahr > 30 %/Jahr
  - → *kritische* Größe: 5,5 cm
- und der *Wachstumsrate*
  - *kritischer Wert*: 0,5 cm Wachstum pro 6 Monate

Diagnostik

Asymptomatischer Patient

Mehr als 50 % der Aortenaneurysmen verlaufen asymptomatisch und finden sich als Zufallsbefund bei der abdominellen Sonografie oder bei einer Röntgenaufnahme (Mediastinalverbreiterung, Kalkschale).

- Anamnese: Risikofaktoren (siehe oben)
- Palpation des Abdomens: evtl. pulsierende Resistenz tastbar
- Auskultation: Schwirren
- Bei bekanntem AAA sonografische Verlaufskontrollen in Abhängigkeit von Größe bzw. Größenzunahme:
  - Durchmesser 3–4 cm: alle 2 Jahre
  - Durchmesser 4–4,5 cm: jährlich
  - Durchmesser 4,5–5 cm: halbjährlich
  - Durchmesser > 5 cm: vierteljährlich
- Häufigere Kontrollen bei rascher Wachstumstendenz!
- Ab einer Größe von 4 cm sind Verlaufskontrollen durch Gefäßmediziner empfehlenswert!
- Beim thorakalen Aortenaneurysma ist ein Thorax-CT zur Größenbestimmung erforderlich

Symptomatischer Patient

- Anamnese: Risikofaktoren (siehe oben), ggf. bekanntes Aortenaneurysma; intermittierende Bauch- oder (meist!) Rückenschmerzen, Druckschmerz im Mittelbauch
- Untersuchung: Pulsationen im Abdomen, periphere Embolien
- Ultraschall: Größe? Durchmesser, nicht Länge entscheiden!

Therapie

Asymptomatischer Patient

- Behandlung der Risikofaktoren, insbesondere optimale Blutdruckeinstellung

Symptomatischer Patient

- Hier gibt es keinerlei ambulanten Therapiespielraum → Einweisung in die Klinik
- Symptomatisches Aneurysma → dringliche OP-Indikation!
- Bei Verdacht auf Ruptur: Wartezeit bis zum Notarzttransport nutzen für sicheren i.v. Zugang

Merke

Asymptomatischer Patient

- Screeninguntersuchung bei Männern ab 65 Jahre senkt die krankheitsbedingte Letalität um 50 %, daher: einmaliges Screening aller Männer im 65. Lebensjahr empfohlen!
- Screening: Abdomen-Sonographie
- Isolierte Aorta-ascendens-Aneurysmen werden vom Herzchirurgen behandelt

Symptomatischer Patient

- Das disseziierte *thorakale Aortenaneurysma* zeigt sich klinisch mit akutem Thoraxschmerz, ggf. akuter Herzinsuffizienz (Aortenklappeninsuffizienz), Pulsdifferenz re./li. Arm
- Weitere Notfalldiagnostik und -therapie nur in geeigneter Klinik (Herz-/Thoraxchirurgie) möglich!

Diagnostik

- Anamnese: Beschwerden? Beurteilung von Vorbefunden: Größenzunahme? Drohende Ruptur?
- Klinische Untersuchung inkl. Pulsstatus (Embolie?)
- Abdominelle Duplexsonografie: Größe des AAA, Abgang der abdominellen Gefäße (insbesondere unter Einschluss der Nierenarterien, evtl. auch der Mesenterialarterien)
- Duplexsonografie der supraaortalen und peripheren Gefäße zur Suche weiterer Aneurysmata
- Kardiologische Risikoeinschätzung bei geplanter Operation

Verlaufskontrollen

- Bei bekanntem AAA in festgelegten Abständen (siehe oben)
- Nach Operation: Duplex-Kontrollen nach 3, 6, 12 Monaten
- Nach Aorten-Stenting: lebenslang, ggf. mittels CT-Angio (auch nach Jahren ist ein Endoleak mit Aneurysmawachstum möglich)
- Endoleaktypen
  - I: undichte proximale oder distale Andockstelle
  - II: Folge eines retrograden Flusses von aortalen Seitenästen (Lumbalarterien/AMI)
  - III: Graftdefekte
  - IV: selten; beruht auf Porosität des Grafts
- Mindestens eine jährliche Nachkontrolle mit Duplexsonografie, MRT, CT oder kontrastmittelverstärktem Ultraschall

Therapie

Die grundsätzliche Indikation zur Versorgung eines AAA besteht in der Verhinderung einer Ruptur oder – seltener – von peripheren Embolien.

Asymptomatisches AAA

- Rupturwahrscheinlichkeit? Hochgradig gegeben bei:
  - > 5,5 cm Maximaldurchmesser (bei Frauen > 4,5 cm)
  - rascher Größenzunahme (> 5 mm/6 Monate)
  - exzentrischen/kurzstreckig sakkiformen Aneurysmen (ab 4 cm)
- *Aber*: individuelles Operationsrisiko, Lebenserwartung, Patientenwunsch?

Symptomatisches AAA

- Immer dringliche Operationsindikation!

Rupturiertes AAA

- Notfall! Sofortige operative Versorgung (Letalität seit Jahren unverändert 50 %)

Merke

- Patientenspezifische Faktoren: Familienanamnese, weibliches Geschlecht, arterielle Hypertonie und COPD begünstigen deutlich eine Ruptur
- Bei 28 % der Patienten mit AAA findet sich ein Popliteaaneurysma, in 10 % ein Aneurysma der A. iliaca
- Studien belegen, dass eine frühzeitige Operation (< 5,5 cm Durchmesser) bezüglich Mortalität und Rupturrate (Dissektion) *keinen* Vorteil aufweist

SPEZIALKLINIK

Diagnostik

- Überprüfung der Indikationsstellung, Kontrolle des sonografischen Befunds
- Einschätzung des individuellen OP-Risikos: kardiale Vorerkrankungen, Nierenfunktion, obstruktive Lungenerkrankung, Karotisduplex
- Durchführung einer CT immer mit KM
- Interdisziplinäre Entscheidung über die Art der Aneurysmaausschaltung

Therapie

Offene Operation

- Ist bis auf wenige Ausnahmen technisch immer möglich
- In ca. 70 % der Fälle Rohrprothese
- In ca. 30 % eine aorto-biiliakale oder aorto-bifemorale Y-Prothese
- Letalität bei elektivem Eingriff laut Literatur 3–8 %

Endovaskuläre Aneurysmaausschaltung (EVAR)

- Voraussetzungen für die Implantation
  - ausreichende Verankerungszone proximal und distal
  - normale Aortenwand ohne größere thrombotische Auflagerungen
  - geeigneter Zugangsweg
- Perioperative Letalität 1–3 %

Merke

- Bei rupturierten Aneurysmen: operative Versorgung! (Jede Zeitverzögerung führt zu einer Verschlechterung der Prognose)
- Bei nicht rupturierten Aneurysmen: Studien belegen die Gleichwertigkeit beider Methoden. (EVAR: perioperativ niedrigere Komplikationsrate, langfristig häufigere Stent-spezifische Komplikationen/Revisionen/Strahlenbelastung/hohe Kosten!)

Organisatorischer Tipp:

- Nachsorgetermine (Anschluss Endoleaks etc.) mit ambulanter Gefäßpraxis abstimmen (Kooperationspartner definieren)

Komplikationen im Vergleich			
Offene OP		EVAR	
Frühkomplikationen			
Nachblutungen	3 %	Nachblutungen	< 2 %
Embolische Verschlüsse peripher, kolorektale Ischämien, renale Komplikationen	je 1%	Thrombembolien, kolorektale Ischämien	je 1 %
Potenzstörungen	60 % (! →Aufklärung)	Wundheilungsstörungen der Leiste	3 %
		Potenzstörungen wesentlich seltener	
Spätkomplikationen			
Bypassverschluss	3 %	Prothesenmigration	5 %
Bypassinfektion	1 %	Verschluss eines Schenkels	6 %
Narbenhernien	10 %	Endoleckage[a]	8–35 %

[a] Leckagen der Landungszone und der Verbindungszone sowie Leckagen mit Wachstum des Aneurysmas sind behandlungspflichtig.

Literatur

- CAESAR-Trial Eur J Vasc Endovasc Surg, 2011.
- Leitlinie der Europäischen Gesellschaft für Gefäßchirurgie, 2011.
- Leitlinien zum Bauchaortenaneurysma und Beckenarterienaneurysma der Deutschen Gesellschaft für Gefäßchirurgie, 2008.

C4 Nierenarterienstenose

GRUNDLAGEN

Ursachen

- 90 %: Arteriosklerotisch
  - Prävalenz steigt mit dem Alter und den kardiovaskulären Risikofaktoren (Diabetes, Hypertonie, pAVK, KHK); meist Männer > 50 Jahre
  - Lokalisation meist ostiales/proximales Drittel der Nierenarterie
- 10 %: Fibromuskuläre Dysplasie (FMD)
  - angeborene Ursache, in 80 % Mediadysplasie
  - meist Frauen zwischen 15 und 50 Jahren
  - u. U. Mitbeteiligung anderer Gefäße (Karotis, Aorta, Koronararterien)
- Selten: Vaskulitis (RZA, Polyarteriitis nodosa, Aneurysma, Einengung von außen)

Verlauf

Die arteriosklerotische Nierenarterienstenose (NAST) ist eine progressive Erkrankung. Innerhalb von 1 Jahr zeigen 30 % der Patienten eine relevante Stenoseprogression, bei 5 % der Patienten kommt es zu einem kompletten Gefäßverschluss.
Der Verlauf bei FMD hingegen ist nur durch eine geringe Zunahme des Stenosegrades gekennzeichnet, äußerst selten kommt es zu Nierenarterienverschluss oder progredienter Niereninsuffizienz.

Klinische Folgen der NAST

Eine signifikante NAST kann asymptomatisch bleiben und ein angiografischer Zufallsbefund sein. Sie kann aber auch als symptomatische Gefäßerkrankung klinisch in Erscheinung treten als:

- Arterielle Hypertonie: häufigste Ursache der sekundären Hypertonie, aber im Gesamtkollektiv der Hypertoniker mit < 5 % selten
- Ischämische Nephropathie: progrediente Nierenfunktionseinschränkung; Entwicklung einer terminalen Niereninsuffizienz 20–30 %/Jahr

Diagnostik

- Wann muss an eine relevante Nierenarterienstenose gedacht werden?
  - Auftreten einer Hypertonie vor dem 30. Lebensjahr oder nach dem 55. Lebensjahr
  - schwere therapieresistente Hypertonie (> 3 ausdosierte Antihypertensiva)
  - Blutdruckanstieg in kurzer Zeit bei zuvor gut eingestelltem arteriellem Hypertonus
  - Hypertonie mit unklarer progredienter Nierenfunktionseinschränkung
  - Kreatininanstieg unter Therapie mit ACE-Hemmer/AT1-Blocker
- Klinische Untersuchung
  - RR an beiden Armen und Beinen (Differenz? pAVK?)
  - Auskultation periumbilikal und am Rücken (Strömungsgeräusch?)
- Labor
  - Kreatinin, Elektrolyte (Hypokaliämie?)
  - Urinsediment (Proteinurie? Hämaturie?)
  - BB, BZ, Fette
- Apparative Diagnostik
  - Sonografie der Nieren (wenn nicht selbst, beim Internisten)
  - Nierengröße im Seitenvergleich (> 1,5 cm Differenz: Hinweis für NAST)
  - 24-h-RR-Messung (fehlende Nachtabsenkung als Hinweis auf sekundäre Hypertonie)

Therapie

- Prinzipiell kann eine NAST konservativ medikamentös, interventionell mittels PTA/Stent und operativ behandelt werden. Die Schwierigkeit der Therapieentscheidung liegt darin, dass es trotz aller naheliegenden pathophysiologischen Erwägungen dennoch keiner der zahlreichen Interventionsstudien bislang gelungen ist, einen Vorteil einer interventionellen Therapie im Hinblick auf eine verbesserte Einstellung oder sogar Heilung eines renovaskulären Hochdrucks, der Entwicklung einer ischämischen Nephropathie, eines Nierenfunktionsverlustes oder einer linksventrikulären Hypertrophie zu belegen.
- Die Lehre aus den verschiedenen bislang veröffentlichten „negativen" Interventionsstudien muss daher sein, dass allein mit einer medikamentösen Therapie eine erstaunlich niedrige kardiovaskuläre Ereignisrate zu erreichen ist und diese daher als Standard unbedingt verordnet werden sollte.
- Bei V. a. relevante Nierenarterienstenose → Weiterleitung zum ambulanten Gefäßmediziner!
- Drei prinzipielle Therapieoptionen: medikamentöse Einstellung des Hypertonus, interventionell (PTA/Stent), OP

- Besonders für eine *medikamentöse* Therapie sprechen:
  - gut eingestellte Hypertonie
  - lange Hypertoniedauer
  - hohes Lebensalter (lange Hypertonie-Laufzeit)
  - RI > 0,8 (Zeichen der Nephrosklerose mit fixiertem Hypertonus)
  - Schrumpfniere < 8 cm
- Eher für eine *Revaskularisation* könnte sprechen:
  - Therapierresistenz der Hypertonie
  - kurze Anamnese des Hypertonus
  - progrediente Nierenfunktionsverschlechterung
  - bilaterale NAST
  - NAST bei funktioneller Einzelniere
- Medikamentöse Therapie des arteriellen Hypertonus bei NAST (Auswahl nach den Empfehlungen der Hochdruckliga)
  - ACE-Hemmer/AT1-Blocker: Indikation aus pathophysiologischen Gründen: Hemmung des Renin-Angiotensin-Aldosteron-Systems, Verminderung einer linksventrikulären Hypertrophie
    Cave: Verschlechterung der Niereninsuffizienz, insbesondere in Kombination mit Diuretikum; ACE-Hemmer und AT1-Blocker sind bei beidseitiger NAST und NAST bei funktioneller Einzelniere kontraindiziert
  - Ca-Antagonisten
  - Betablocker
  - additive Therapie: ASS, Lipidsenker

Merke

- *Keine* sicheren Studienergebnisse, die den Vorteil einer interventionellen Therapie belegen, in puncto
  - verbesserte Einstellung/Heilung eines renovaskulären Hochdrucks
  - Entwicklung einer ischämischen Nephropathie/Nierenfunktionsverlust
  - linksventrikuläre Hypertrophie

Diagnostik

- Duplexsonografie: in der Hand eines erfahrenen Untersuchers treffsicher zur Diagnose einer NAST (Sensitivität und Spezifität > 90 %)
  - +: Wiederholbarkeit, keine Strahlen- oder KM-Belastung, Beurteilung des Nierenparenchyms
  - –: zeitaufwendig, Untersuchbarkeit des Patienten (Adipositas, Darmgas, Kooperation: in der klinischen Routine Darstellbarkeit bds. nur bei ~70 % der Patienten); Darstellung von Segmentarterien ist nicht immer möglich (allerdings nur in 1,5 % des renovaskulären Hypertonus von Bedeutung)

Duplex-Kriterien einer relevanten NAST (hämodynamisch bedeutsam > 70 %)	
syst. Vmax Nierenarterie	> 2 m/s
renal-aortaler Quotient (RAQ)	> 3,5
Widerstandsindex RI	< 0,45
RI-Differenz im Seitenvergleich	> 0,05
Akzelerationszeit	> 0,07 s

- Bei unklarem Befund Spiral-CT
  - +: schnell, hohe Auflösung, Verfügbarkeit, Kosten
  - –: KM-Belastung, Strahlenexposition
- MRT
  - +: keine Strahlenexposition, KM weniger nephrotoxisch (aber bei GFR < 15–30 ml/min nephrogene systemische Fibrose beschrieben)
  - –: Überschätzung des Stenosegrades, Metallimplantate, Kosten, Verfügbarkeit

Therapie

- Alle Revaskularisationsmaßnahmen sind invasive Verfahren, verbunden mit spezifischen Komplikationen
- Nach Einführung der endovaskulären Therapie wird die Ballon-Angioplastie ggf. mit Stent-Implantation als Methode der ersten Wahl angesehen

Diagnostik

Siehe Spezialpraxis.

Therapie

Differenzialindikation zur Revaskularisation

- Operative Revaskularisation
  - komplexe, anatomisch schwierige Rekonstruktionen bei gleichzeitigem Eingriff an Aorta oder Aa. iliacae
  - Nierenarterienaneurysmata
  - Notfall-OP bei Komplikationen der PTA
  - Die Offenheitsrate wird nach 5 Jahren mit 82–94 % angegeben. Die perioperative Mortalität liegt bei 1–10 %, abhängig von Komorbidität, gleichzeitigem Aorteneingriff und Vorhandensein einer Niereninsuffizienz
- PTA ohne Stent
  - fibromuskuläre Dysplasie (niedrige Raten von Rezidivstenose)
  - arteriosklerotische Stenosen ohne Ostiumbeteiligung
  - postoperative und Transplantatarterienstenosen
- PTA mit Stent-Implantation
  - schlechtes morphologisches oder hämodynamisches Ergebnis nach alleiniger PTA
  - bei ostiumnahen Stenosen (wegen hoher Rezidivrate bei alleiniger PTA)
  - Die primäre Erfolgsrate liegt dabei bei 88–100 %, die Restenoseraten bei < 20 % (weitere Reduktion durch Verwendung von medikamentbeschichteten Stents wahrscheinlich). Die periinterventionelle Mortalität beträgt ~2 %, die prozedurale Komplikationsrate 5–15 %

Nachsorge nach Revaskularisation

- Clopidogrel 4–6 Wochen nach Intervention, ASS 100 mg tgl. lebenslang
- Ggf. Anpassung der antihypertensiven Therapie
- Kontrolle der Nierenfunktion nach KM-Gabe
- Therapie der Arteriosklerose-Risikofaktoren (Epikrise ad Hausarzt bei Entlassung!)
- Überweisung zum niedergelassenen Gefäßmediziner zur FKDS-Kontrolle

Typische Komplikationen nach PTA

- lokal an der Punktionsstelle (Hämatom, AV-Fistel/Aneurysma spurium, Verschlusssystem-assoziierte Komplikationen)
- Dissektion oder Perforation während Ballondilatation
- KM-induzierte Verschlechterung der Nierenfunktion

Merke

- Die wenigen bisher vorliegenden randomisierten Studien, die den Nutzen einer interventionellen Therapie bei NAST untersucht haben, sind aufgrund erheblicher methodischer Schwächen stark kritisiert und die Ergebnisse bezweifelt worden. Jedoch sind auch in absehbarer Zeit keine weiteren klärenden Studien zu erwarten. Daher wird auch künftig die Entscheidung zur interventionellen Therapie nur individuell erfolgen können.

Literatur

- ASTRAL-Studie NEJM 2009; 361: 1953–62.
- CORAL NEJM 2014; 370 (1): 13–22.
- LL NAST der DRG (www.awmf.org/leitlinien/detail/ll/039-092.html).
- S1-Leitlinie Nierenarterienstenose der Deutschen Gesellschaft für Radiologie, 2009.

C5 Mesenteriale Ischämie

G GRUNDLAGEN

Einleitung

Die akute mesenteriale Ischämie ist eine potenziell tödlich verlaufende Erkrankung, die eine frühe und schnelle Diagnostik sowie eine prompte Behandlung erfordert. Die Gesamtmortalitätsrate liegt nach wie vor bei ca. 40 %. Ursächlich liegt sie bei 1–2 % aller Patienten mit akutem Abdomen zugrunde.

Ursachen

- Akute Ischämie (Es drohen Mesenterialinfarkt und Tod)
  - akute arterielle Embolie kardialen Ursprungs (50 %)
  - akute arterielle Thrombose einer atherosklerotischen Läsion (20 %)
  - mesenteriale Minderperfusionen unterschiedlicher Genese, die zur regionalen Ischämie führen, auch nicht okklusive mesenteriale Ischämie genannt (20 %)
  - Mesenterialvenenthrombose (10 %)
- Chronisch progrediente mesenteriale Ischämie
  - degenerative Sklerose der Intestinalarterien (98 %)
  - chronische nicht okklusive mesenteriale Ischämie, die sich in einer Kolitis manifestiert (wegweisend sind die Anamnese und die Koloskopie)
  - seltenere Ursachen: entzündliche Erkrankungen (Panarteriitis nodosa, Thrombangiitis obliterans)

Anatomie

Die Versorgung der Viszeralorgane erfolgt aus vier Ursprüngen, die über funktionell wichtige Kollateralen miteinander verbunden sind. Diese Kollateralen können zwar einen akuten Verschluss nicht ausreichend ausgleichen, verhindern allerdings bei chronisch progredienten Stenosen durch Proliferation eine manifeste Ischämie.

Klinik

Die Symptome variieren von uncharakteristischen abdominellen Schmerzen bis hin zu akuten, anhaltend starken abdominellen Schmerzen mit Peritonitis und Sepsis.

- Bei über 70-Jährigen werden abdominelle Beschwerden in 10 % durch intestinale Minderdurchblutung ausgelöst
- In 85 % der Fälle ist die A. mesenterica superior betroffen
- Der typische Verlauf gliedert sich in 3 Phasen:
  1. Initialstadium (0–6 Stunden): akuter Bauchschmerz, Schock, Erbrechen, Diarrhoe
  2. Stilles Intervall (7–12 Stunden): dumpfer Bauchschmerz, Darmparalyse, AZ-Verschlechterung
  3. Endstadium (12–24 Stunden): Ileus, Peritonitis, Sepsis, Multiorganversagen
- Nur in der Frühphase sind akzeptable Behandlungsergebnisse zu erreichen, deshalb müssen *Diagnostik und Therapie notfallmäßig* erfolgen

Labor

Die Laborkonstellation ist unspezifisch und nur im Gesamtzusammenhang richtungsweisend. Sie ist Ausdruck eines raschen Gewebsuntergangs und daher erst im Endstadium manifest.

- In der Frühphase Leukozytose > 20.000
- Im Verlauf Anstieg von: *Laktat*, LDH, CRP, Azidose

HAUSARZT

Diagnostik

- Entscheidend für die Diagnose ist die Anamnese!
- Richtungsweisend hierfür sind folgende Konstellationen:
  - Angina abdominalis: ältere Patienten mit meist postprandialen, unspezifischen Schmerzen und Blähungen, die im Verlauf über Appetitmangel und Körpergewichtsabnahme klagen
  - Komorbidität: Diabetes mellitus, pAVK, Atherosklerose, KHK, Herzrhythmusstörungen, absolute Arrhythmie bei Vorhofflimmern
  - Mesenterialvenenthrombose: Thrombophilie, Hepatitis, Thrombozytose und Pankreas-Ca
  - Bei jungen Frauen mit Abfall des Körpergewichts (teilweise schon der Bulimie bezichtigt) und unklaren abdominellen Beschwerden: als DD an die Truncus-coeliacus-Stenose durch Kompression des Ligamentum arcuatum diaphragmaticum (d. h. eine Enge des Hiatus aorticus) denken

Therapie

- Bei V. a. akutes Ischämieereignis sollte die sofortige Einweisung in eine gefäßchirurgische oder mit gefäßchirurgischen Eingriffen vertraute viszeralchirurgische Abteilung erfolgen
- Vorausgehende diagnostische Maßnahmen sind im Anfangsstadium selten richtungsweisend (siehe oben) und führen nur zu einer unnötigen Zeitverzögerung. Es liegt eine Notfallsituation vor! Der Patient muss nüchtern bleiben

Medizinischer Tipp

- Eine Besserung auf sublinguales Nitro erhärtet die Verdachtsdiagnose

Organisatorischer Tipp

- Bei V. a. eine chronische, nicht akute Ischämie sollte eine ambulante Diagnostik durch den Facharzt durchgeführt werden

SPEZIALPRAXIS

Diagnostik

- In der Diagnostik der chronischen mesenterialen Ischämie sind die Farbduplex- und PW-Doppler-Untersuchung gute Screeningmethoden
- Stenosen > 50 % zeigen bei der Nüchternuntersuchung:
  - $Vmax_{syst}$ T. coel. > 2 m/s und $Vmax_{diast}$ T. coel. > 0,5 m/s
  - $Vmax_{syst}$ A. mes. sup. > 2,75 m/s und $Vmax_{diast.}$ A. mes. sup. > 0,5 m/s
  - Zu beachten ist ein Schallwinkel < 60°!
- Findet sich lediglich eine Stenose eines einzelnen Gefäßes, ist die Diagnose einer chronischen Mesenterialischämie aufgrund der guten Kollateralbildung eher unwahrscheinlich und es sollte nach anderen Ursachen gesucht werden

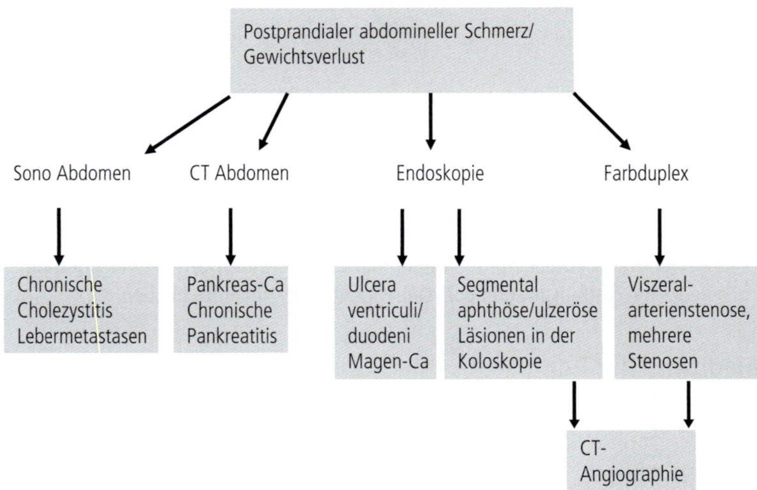

- Bei einer Mehrgefäßerkrankung ist eine Stenose sehr wahrscheinlich, sodass weitere Untersuchungen indiziert sind. Die CT-Angiografie ist die Diagnostik der Wahl
- CT-Angiografie:
  - schnelle, enge Schnittbilder mit genauer und zuverlässiger 3D-Rekonstruktion der Gefäße
  - Vorteile gegenüber der konventionellen Angiografie: Darstellung der umgebenen Strukturen, wie Mesenterium und Darmwand; ätiologische Differenzierung, z. B. atherosklerotische Plaques, thrombotischer Verschluss, Gefäßanomalien oder Tumorinvasion

- Angiografie
- Die selektive Angiografie der Mesenterialgefäße war früher der Goldstandard, wird heute überwiegend bei gleichzeitig geplanter endovaskulärer Therapie eingesetzt und stellt eine stationäre Maßnahme dar

Medizinischer Tipp

- Bei V. a. eine akute mesenteriale Ischämie umgehende notfallmäßige Einweisung in eine Fachabteilung!

Diagnostik

- Verdacht auf eine akute mesenteriale Ischämie → Notfall → *sofortige* Diagnostik und Therapie
- Die CT-Angiografie sichert die Diagnose

Therapie

Sofortmaßnahmen

- Antikoagulation (5000 IE Heparin als Bolus, 20.000 IE/Tag im Perfusor)
- Zentralvenöser Katheter (Flüssigkeitsbilanz)
- Kreislaufstabilisierung (Zielblutdruck 120–140 mmHg)
- Antibiose (gramnegative und grampositive Keime)
- Analgesie

Akute mesenteriale Ischämie

- Frühphase: CT/CT-Angiografie. Falls noch kein akutes Abdomen vorliegt, ggf. Angiografie und Gefäßintervention. Thrombolyse kann bei partiell okkludierenden Thromben oder peripherer Embolie erwogen werden
- Spätphase: akutes Abdomen, das mit Peritonitis und Darmnekrose einhergeht: CT/CT-Angiografie, Laparotomie mit Revaskularisierung und Darmresektion

Mesenterialvenenthrombose

- Symptomatische Mesenterialvenenthrombose ohne Peritonitis: sofortige Antikoagulation mit Heparin/LMWH
- Bei Peritonitis: Laparotomie und Darmresektion
- Dauer der Antikoagulation: Hier existieren keine Studien, zu empfehlen ist Heparin für 7–10 Tage, gefolgt von oraler Antikoagulation für 3–6 Monate oder lebenslang bei Thrombophilie

Chronische mesenteriale Ischämie

- Bei abgangsnaher Stenose chirurgische Revaskularisation *und/oder*
- PTA (Stent)
- In der Literatur existiert allerdings kein Konsens zu einem vorzuziehenden Verfahren. Studien zeigten zur stentgestützten Angioplastie eine Letalität von 2 % und eine Morbidität von 16 %. Die chirurgische Konversionsrate liegt bei 10 %. Häufig sind hierbei allerdings Restenosen mit einer Rate bis 50 %/Jahr, sodass bildgebende Nachkontrollen und Reinterventionen erforderlich sind

Merke

- Ein deutlich erhöhtes Laktat intensiviert die Akuität noch einmal

Literatur

- Biolato M. Abdominal angina. Am J Med Sci 2009; 338: 389–95.
- Edward MS, Cherr GS, Caven TE et al. Acute occlusive mesenteric ischemia: surgical management and outcomes. Ann Vasc Surg 2003; 17: 72–9.
- Luther B. Intestinale Durchblutungsstörungen. Mesenterialinfarkt, Angina abdominalis. Therapieoptionen. Prognosen. Steinkopff, Darmstadt 2001.
- Sise MJ. Mesenteric ischemia: The whole spectrum. Scand J Surg 2010; 99: 106–10.
- Leitlinien der Deutschen Gesellschaft für Gefäßchirurgie. Intestinalarterienverschluss. AWMF, 2008. http://www.awmf.org/uploads/tx_szleitlinien/004-006_S2_Akuter Intestinalarterienverschluss_10-2008_10-2010.pdf

C6 Periphere Aneurysmen (der Gliedmaßen-arterien)

G GRUNDLAGEN

Definition/Epidemiologie

Periphere Aneurysmen werden im Folgenden als echte Aneurysmen der Extremitätenarterien mit Aufweitung des Lumens auf mehr als das Doppelte des Originalgefäßes definiert. Periphere Aneurysmen sind selten.

- A.-poplitea-Aneurysma mit 60 % am häufigsten (gefolgt von A.-femoralis-Aneurysma)
  - 50–60 % der Poplitealaneurysmata sind bilateral!
  - 40–50 % der Patienten haben ein zusätzliches Bauchaortenaneurysma
  - 96 % beim männlichen Geschlecht
- A. subclavia < 1 % aller peripheren Aneurysmen, Ursache ist fast immer ein Kompressionssyndrom (siehe „Thoracic-outlet-Syndrom")

Ätiologie

- Atherosklerose > 80 %
- Idiopathische Medianekrose ~8 %
- Infektiös (mykotisch) ~5 %
- Abakterielle Entzündungen 2 %
- Kongenital ~2 %
- Selten: Endokarditis, Vaskulitis, Neurofibromatose, bei anatomischen Varianten und diversen Engpass-Syndromen (siehe „Entrapment")

Symptomatik/Erstmanifestation/Komplikationen

- Akut
  - periphere Embolie (90 % der Fälle!), meist in Zehen- oder Fingerarterien (Cholesterinkristallembolie), selten weiter proximal
  - selten: Ruptur/Dissektion mit Blutung und Hämatom (2–4 %)
  - thrombotischer Verschluss des Aneurysma-Gefäßes → Ischämie ganzer Extremitäten(-teile)!

- Chronisch
  - Verdrängung benachbarter Organe (die Beschwerden hängen von der Lokalisation des peripheren Aneurysmas ab)
  - rezidivierende Mikroembolien mit chronischen distalen Gefäßverschlüssen (vom Patienten zunächst oft unbemerkt, dann als pAVK verkannt)

Die „6 P" des akuten Gefäßverschlusses*	
Pain	Schmerz
Paleness	Blässe/Kälte
Pulselessness	Pulslosigkeit
Paraesthesia	Missempfindungen
Paralysis	Bewegungsverlust
Prostration	Schock

* Häufig aus Aneurysmata, aber auch bei arterioarterieller oder kardialer Embolie als akute Form einer pAVK

- Rupturwahrscheinlichkeit: Je größer das Aneurysma, desto höher die Rupturgefahr
- Analoges gilt auch für Symptome, die durch Verdrängung von benachbarten Organen ausgelöst werden (Nervenirritation, Venenthrombose, Knochenarrosion)

Diagnostik

- „6 P" (siehe oben)
- Embolie: periphere Ischämie
- Ruptur: Schmerzen, Schwellung, Hämatom → Notfalleinweisung ins Gefäßzentrum
- Bei klinischem Verdacht auf peripheres Aneurysma ohne akute Symptomatik (Nervenirritation, livide Verfärbungen der Zehen als Ausdruck möglicher Mikroembolien, pulsierender Tumor):
  - Pulsstatus (breiter Puls)
  - Taschen-Doppler („Nichtauffindbarkeit" von Arterien, evtl. retrograde Strömungen bei Kollateralisation)
  - dann immer: Weiterleitung zur FKDS

Therapie

- Bei einem asymptomatischen peripheren Aneurysma orientiert sich die Indikation zur Operation nicht nur am Durchmesser, sondern auch an der Thrombuslast
- Aneurysmen der peripheren Gefäße bedrohen vor allem durch thromboembolische Gefäßverschlüsse die Gliedmaßen, erst später durch Ruptur

Merke

- Unklare, evtl. asymmetrische Lymphödeme der Unterschenkel können ein Kompressionssyndrom durch ein A.-poplitea-Aneurysma sein

Medizinischer Tipp

- Cave Physiotherapie oder massive sportliche Betätigung, Massagen etc.: Es können Thromben aus den Aneurysmen in die periphere Zirkulation ausmassiert werden, mit entsprechenden Problemen, vergleichbar Cholesterinkristallembolien

Organisatorischer Tipp

Bei akuter Ischämie einer Extremität sofort Einweisung in eine gefäßmedizinische Spezialklinik!

Diagnostik

- Anamnese, Gefäßstatus
- Zusätzlich oder konkurrierend ist natürlich immer auch an eine „normale" pAVK zu denken
- DD: Baker-Zyste mit Beinschwellung/Poplitealvenenthrombose
- Seltener: zystische Adventitia-Degeneration, Entrapment-Syndrom
- FKDS! Immer auch Abklärung anderer Lokalisationen von Aneurysmata (infrarenale Aorta, kontralaterale A. poplitea etc.)

Therapie

- Asymptomatisches Aneurysma der peripheren Arterien < 2 cm Durchmesser → keine (absolute) OP-Indikation
- Ob eine Dauerantikoagulation das Risiko der Embolie vermindert, ist nicht bewiesen. Verlaufskontrollen in jährlichen Abständen sind zu empfehlen
- Bei einem Durchmesser > 2 cm kann eine operative Versorgung erwogen werden (abhängig von Begleiterkrankungen, lokalen Voroperationen, peripherem Gefäßbefund)
- Eine absolute OP-Indikation besteht bei einem Durchmesser > 4 cm bzw. bei symptomatischen Aneurysmata → Einweisung Gefäßzentrum

Medizinischer Tipp

- D-Dimere bringen differenzialdiagnostisch wenig: Bei thrombosierten Aneurysmen oder auch bei eingebluteten Zysten sind sie ebenso wie bei Thrombose erhöht
- Post-OP FKDS-Kontrollen nach 3 und nach 6 Monaten, dann jährlich
- Dabei immer die übrigen „Gefahrenstellen" (kontralateral, Aorta) auf evtl. Aneurysmawachstum mitkontrollieren!
- Aneurysma, aber auch Baker-Zyste, kann zu einer venösen Abflussstörung (Schwellung) mit/ohne TVT führen

Diagnostik

- Ggf. sonografische Ergänzungsuntersuchungen zur Darstellung der Ausstrombahn, der Aneurysmaausdehnung und der Thrombosierung innerhalb des Aneurysmas
- Evtl. Angio-CT, bei erforderlicher detaillierter Darstellung der Ausstrombahn Angiografie/DSA

Therapie

- Operative Ausschaltung des Aneurysmas durch Venen- bzw. Kunststoffinterponat oder extraanatomische Rekonstruktion durch Bypass
- Endovaskuläre Therapieformen finden vermehrt (vor allem im Beckenbereich) Anwendung (kunststoffummantelte Stents)
- Beim Aneurysma der A. subclavia mit TOS (Thoracic-outlet-Syndrom) oft zusätzlich Rippenresektion
- Bei akuter Ischämie nach Embolie ggf. Thrombektomie/Lysetherapie, langfristige Prostaglandin-Infusionen

Merke

- Bei Früherkennung und guter Gefäßbeschaffenheit sollte die Restitution der Zirkulation in 96 % der Fälle gelingen
- Eine zu spät amputierte ischämische Extremität kann zum Crush-Syndrom führen (siehe auch „Crush-Niere")

Literatur

- Hepp W, Kogel H (Hrsg). Gefäßchirurgie. München, Jena: Urban & Fischer, 2007.
- Luther BLP. Kompaktwissen Gefäßchirurgie – Differenzierte Diagnostik und Therapie. Heidelberg: Springer Verlag, 2007.

C7 Diabetisches Fußsyndrom

G GRUNDLAGEN

Definition

Das diabetische Fußsyndrom (DFS) umfasst die Gesamtheit aller neuropathischen und/oder angiopathischen diabetesbedingten Spätschäden im Bereich des Fußes.

Epidemiologie

- Ca. 4–15 % aller Diabetiker
- In Deutschland etwa 160.000 Patienten
- *Ca. 30.000 Majoramputationen/Jahr im Gefolge*

Frühe Diagnostik und konsequente Therapie des DFS entscheiden über Überleben und Zukunft des Diabetikers.

Die **pAVK** im Sinne einer Makroangiopathie ist zwar seltener als die reine Neuropathie. Die Durchblutung ist aber der entscheidende Faktor für die Heilung. Eine diabetesspezifische Mikroangiopathie ist wissenschaftlich umstritten.

Der **Charcot-Fuß** ist eine schwere Komplikation des DFS mit aseptischer Zerstörung von Knochen und Gelenken, akut mit deutlicher Überwärmung, ohne bakterielle Infektion.

Wagner-Armstrong-Klassifikation des DFS

	0	1	2	3	4	5
A	Prä- oder postulzerative Läsion	Oberflächliche Wunde	Wunde bis zur Ebene von Sehne oder Gelenkkapsel	Wunde bis zur Ebene von Knochen oder Gelenk	Nekrose von Fußteilen (Vorderfuß, Ferse)	Nekrose des gesamten Fußes
B	Mit Infektion	Mit Infektion	Mit Infektion	Mit Infektion	Mit Infektion	Mit Infektion
C	Mit Ischämie	Mit Ischämie	Mit Ischämie	Mit Ischämie	Mit Ischämie	Mit Ischämie
D	Mit Infektion und Ischämie	Mit Infektion und Ischämie	Mit Infektion und Ischämie	Mit Infektion und Ischämie	Mit Infektion und Ischämie	Mit Infektion und Ischämie

Buchstaben A–D, wobei A für das Fehlen der beiden entscheidenden weiteren Faktoren einer gestörten Wundheilung, also Infektion und Ischämie steht.

0–5 klassifiziert die Wundtiefe.

Diagnostik

- Anamnese
  - bei PNP: Kribbeln, Brennen (besonders nachts, Taubheit)
  - bei pAVK: Claudicatio? Ruheschmerz? Nekrosen?
- Untersuchung
  - Ulzera, Druckstellen, verminderte Sensibilität der Fußsohle (Gefahr)
  - Achillessehnenreflex und Vibrationsempfinden vermindert oder erloschen (Rydell-Seiffer-Stimmgabel mit < 5/8); Berührungsempfinden (10 g Semmes-Weinstein-Mikrofilament)
  - evtl. Fußpulse nicht palpabel → Doppler-Druck sehr hoch → ggf. ad gefäßmedizinische Praxis

Therapie

- Konsequente Behandlung der Risikofaktoren: Diabetes, Hypertonie, Nikotin, Fettstoffwechsel etc.
- Bei vorhandenem Ulkus (Wagner-Stadium I) oder Charcot-Fuß: zügige Weiterleitung zum Spezialisten, kein Zeitverlust durch langwierige lokale Wundbehandlungsversuche
- Ab Wagner-Stadium II: stationäre Einweisung!

Merke

- Bei pAVK und PNP besteht u. U. keine Claudicatio!
- Immer Schuhe und Strümpfe ausziehen lassen! Kontrolle der Schuhe und der Fußbettung!

Medizinischer Tipp

- Doppler-Druck kann falsch hoch sein bei Mediasklerose

Diagnostik

- Angiologe: weitere Diagnostik Gefäßerkrankung, FKDS, DSA
- Radiologe: konventionelles Röntgen mit Frage nach Osteitis/Osteolyse, Charcot-Fuß

Therapie

a. Wunddébridement avitaler Gewebeanteile, feuchte Wundtherapie
b. Druckentlastung des Ulkus (ggf. auch mit Orthesen (z. B. Vorfußentlastungsschuh, Fersenentlastungsschuh, Total Contact Cast u. a.)
c. Infektbehandlung
d. Revaskularisation

- Bei akutem Charcot-Fuß sofortige, konsequente (langfristige) Entlastung (Total Contact Cast, Gips, Orthese)
- Das Behandlungsteam sollte folgende Kompetenzen abdecken: Diabetologie, (invasive) Angiologie, Radiologie, Gefäßchirurgie, Fußchirurgie, plastische Chirurgie; des Weiteren Podologie, orthopädischer Schuhtechniker
- Weiterleitung an spezialisierte stationäre Abteilung ab Wagner-Stadium II oder bei Versagen der ambulanten Behandlung
- Prävention nach stattgehabtem/abgeheiltem Ulkus:
  - strukturierte Schulung der Patienten
  - regelmäßige Untersuchung der Füße
  - Organisation der Schuhversorgung
- Verordnung einer podologischen Komplexbehandlung bei gegebener Indikation (Z. n. Ulkus, Hochrisikofuß, d. h. schwere PNP oder pAVK oder Sehschwäche u. a.)

- Indikation zur stationären Versorgung: Weichteildefekte ab Wagner-Stadium II, tiefgreifende Infekte, relevante pAVK, Knochenbeteiligung

Diagnostik

- Siehe Spezialpraxis; plus evtl. MRT des Fußes zum Nachweis von Abszedierungen
- FKDS/DSA zur Planung der Revaskularisation
- Bakteriologische Diagnostik zur gezielten Antibiose (tiefe Abstriche, ggf. Probeexzisionen)
- Perkutane Sauerstoffpartialdruckmessung zur Evaluation der Perfusion

Therapie

- Siehe Spezialpraxis
- Revaskularisation! (PTA/Stent, ggf. Bypass oder Hybrideingriffe; Ziel: „blood-flow straight line to foot!")
- Ggf. Ultima Ratio: Prostaglandine i.v. oder Stammzelltherapie
- Bei allen evtl. notwendigen Amputationen muss ein belastbarer Stumpf entstehen

Merke

- Keine Amputation oder Operation ohne vorherige Klärung der Perfusion
- Keine Amputation ohne vorhergehende Revaskularisation (Wundheilung ansonsten gefährdet)
- KM-Einsatz beim Diabetiker (meist auch gestörte Nirenfunktion) i. d. R. mit vorheriger Prädilution

Medizinischer Tipp

- Indikation zur Majoramputation: aufsteigende, nicht beherrschbare Infektion; nicht revaskularisierbare Ischämie mit progredientem Gewebeuntergang; therapieresistenter, nicht tolerierbarer Ruheschmerz
- Keine Indikation zur Majoramputation: schlecht heilendes Ulkus

Organisatorischer Tipp

- Bei Versorgung eines DFS außerhalb einer Spezialklinik vor Majoramputation: auf jeden Fall zweite Meinung einholen (inkl. Frage nach möglicher Stammzelltherapie)

Literatur

- Evidenzbasierte Leitlinie der Deutschen Diabetes Gesellschaft und der Deutschen Gesellschaft für Gefäßchirurgie. www.deutsche-diabetes-gesellschaft.de/redaktion/mitteilungen/leitlinien/EBL_Fusssyndrom_Update_2008.pdf.
- Nationale Versorgungsleitlinie Typ-2-Diabetes: Präventions- und Behandlungsstrategien für Fußkomplikationen. Registernummer nvl - 001c Klassifikation S3. http://www.awmf.org/leitlinien/detail/ll/nvl-001c.html.
- Scherbaum WA, Haak T. Diagnostik, Therapie, Verlaufskontrolle und Prävention des diabetischen Fußsyndroms. Diabetes und Stoffwechsel 2004; 13: 9–30.

C8 Vaskulitis

G GRUNDLAGEN

Definition/Gliederung

Vaskulitiden sind Erkrankungen, deren gemeinsame Ursache in spezifischen entzündlichen Prozessen in oder um die Wand von Arterien, Arteriolen und Kapillaren besteht. Es handelt sich um generalisierte Erkrankungen mit jedoch unterschiedlichen Gefäß- und Organbeteiligungen.
Eine Gliederung dieser komplexen Krankheitsbilder ist schwierig. Man kann sich an die Nomenklatur der Chapel Hill Consensus Conference anlehnen. Diese ist jedoch mehr aus rheumatologischer Sicht verfasst worden und muss für gefäßmedizinische Belange und aus praktischen Gesichtspunkten variiert werden (siehe unten).

Einteilung der Vaskulitiden	
Primäre Vaskulitiden	
Vaskulitiden der kleinen Gefäße	
ANCA-assoziiert	*Nicht ANCA-assoziiert*
Wegenersche Granulomatose Churg-Strauss-Syndrom Mikroskopische Panarteriitis (mPAN)	Purpura Schoenlein-Henoch Hypersensitivitäts-Vaskulitis/leukozytoklastische Angiitis Vaskulitis bei essenzieller Kryoglobulinämie Erythema elevatum diutinum
Vaskulitiden der mittelgroßen Gefäße	
Panarteriitis nodosa (cPAN) Kawasaki-Syndrom	
Vaskulitiden der großen Gefäße	
Riesenzellarteriitis (RZA) mit Arteriitis temporalis und Polymyalgia rheumatica Takayasu-Arteriitis (ist histologisch auch eine RZA)	

→ Fortsetzung

Sekundäre Vaskulitiden
Auftreten im Rahmen von Infektionskrankheiten (z. B. Hepatitis C, HIV, Syphilis), entzündlich-rheumatischen Erkrankungen oder medikamentös induziert
Dermatomyositis Systemische Sklerose Lupus erythematodes
Sonstige/nicht klassifizierte Vaskulitiden
Morbus Behçet Isolierte Vaskulitis des ZNS Lymphomatoide Granulomatose Thrombangiitis obliterans (M. von Winiwarter-Buerger) Atherosklerose (auch hier spielen entzündliche, ggf. sogar infektiöse Mechanismen eine Rolle)

Diagnostik

- Vielgestaltige Manifestationen → kein diagnostischer Standard möglich
- Verdacht sollte aufkommen bei:
  - länger dauernden unklaren Allgemeinsymptomen, wie z. B. Fieber, Anämie, Gewichtsverlust („B-Symptomatik") ohne Infekt- oder Malignom-Hinweis
  - länger dauernden ungewöhnlichen, ggf. auch multiplen Organsymptomen, für die sich kein Korrelat einer „banalen" Ursache finden lässt
  - Raynaud-Phänomen
  - ungewöhnlichen chronischen Wunden (> 6 Wochen) ohne erklärbare Ursache
  - BSG-Erhöhung: an Arteriitis temporalis oder PMR denken, wegen der Gefahr eventueller Erblindung Eile geboten
  - Schwäche in Schulter- und Beckengürtelmuskulatur als Hinweis auf PMR

Therapie

- Bei Verdacht auf eine Vaskulitis sollte kurzfristig eine Vorstellung bei einem Gefäßmediziner erfolgen
- Die Therapie einer Vaskulitis gehört nicht in die Allgemeinpraxis, sondern sollte zunächst dem Gefäßspezialisten vorbehalten sein und auch die Fortführung derselben muss in enger Kooperation mit dem Gefäßmediziner stattfinden

Merke

- Die wichtigste diagnostische Hürde, eine Vaskulitis zu entdecken ist, daran zu denken

Medizinischer Tipp

- Pulsstatus erheben: positiv wie negativ schließen Vaskulitis nicht aus, da sich eine Vaskulitis als Mikro- oder Makroangiopathie äußern kann; auch können eine periphere arterielle Verschlusskrankheit und zerebroarterielle Verschlusskrankheit gleichzeitig bestehen

Organisatorischer Tipp

- Geben Sie Ihrem Patienten bei Überweisung zum Spezialisten Laborwerte mit, überlassen Sie aber die Veranlassung von Spezialuntersuchungen im Labor, aber auch bei der Bildgebung dem Spezialisten. Dies kann Zeit, vor allem aber Geld sparen

Diagnostik

- Ganzheitlicher Ansatz, da alle Organsysteme betroffen sein können
- Routinediagnostik (ABI und FKDS der Beinarterien)
- Sonografie aller erreichbaren Gefäßregionen, u. a. Nierenarterien und Viszeralarterien (Nachweis echoarmer Wandveränderungen), Suche nach begleitenden Thrombophlebitiden
- Kapillarmikroskopie, Thermografie, Speziallabor (ANA/ENA, RF, ANCA, Eosinophile, Serum-Elektrophorese, Kryoglobuline, Kälteagglutinine, Antiphospholipid-AK, Hepatitis-Serolgie, HIV)
- Überlegen, welcher Organspezialist mit eingeschaltet werden muss (Pneumologe, Kardiologe, Nephrologe, evtl. Rheumatologe und Dermatologe)
- Z. B. ist bei (Mit-)Befall der Lunge und der Nieren an eine Wegenersche Granulomatose oder eine Churg-Strauss-Angiitis zu denken

Therapie

- Unkomplizierte Verläufe ohne relevante Organkomplikationen können vom niedergelassenen Gefäßmediziner (z. B. MTX und Glukokortikoide) behandelt werden
- Darüber hinausgehende Chemotherapien sollten in der Spezialklinik zumindest iniitiert werden
- Im Fall eines sekundären Raynaud-Phänomens können Prostaglandin-Derivate i.v. angezeigt sein. Evtl. ist es sinnvoll, diese Therapie stationär zumindest einzuleiten. Auch im Falle des sekundären Raynaud-Syndroms sind Ca-Antagonisten einen Versuch wert
- Cilostazol ist bei dieser Indikation nicht zugelassen und nicht untersucht

Merke

- Echoarme Plaques im FKDS sollten an eine Vaskulitis denken lassen

Medizinischer Tipp

- Phosphodiesterasehemmer sind zwar ebenfalls in dieser Indikation nur wenig untersucht und nicht zugelassen, scheinen jedoch sehr wirksam zu sein, wobei Probleme, Kontraindikationen und Kosten, die oft keine Kassenleistung darstellen, besonders zu beachten sind; es kommen infrage: Sildenafil (Revatio, Viagra), Vardenafil (Levitra) und auch Tadalafil (Adcirca, Cialis)

- Der Endothelin-Antagonist Bosentan ist zugelassen zur Verhinderung neu aufgetretener, Sklerodermie-bedingter digitaler Ulzerationen. Das Medikament ist bezüglich häufiger Leberfunktionsstörungen nicht unproblematisch und kostenintensiv

Organisatorischer Tipp

- Vaskulitis-Patienten können sehr krank und vital gefährdet sein und verlangen ein sehr zeitintensives und individualisiertes Vorgehen → frühzeitig Einweisung in eine Spezialklinik

Diagnostik

- Bewertung und ggf. noch Ergänzung der bereits ambulant erfolgten apparativen und labormedizinischen Untersuchungen
- Histologische Sicherung der Diagnose: je nach Organbeteiligung gezielte Biopsie der befallenen Organsysteme (z. B. Haut/Wunde aus dem Ulkusrand, Gefäße, Niere). Ausnahme: Eine klassische Riesenzellarteriitis kann anhand von Klinik und Ansprechen auf eine Hochdosis-Cortisongabe diagnostiziert werden

Therapie

- Immunsuppressive Therapie unter Beachtung von Kontraindikationen, sobald sich der Verdacht auf eine Vaskulitis bestätigt oder erhärtet hat
- Als Basistherapie/Initialtherapie Cortison im akuten Schub
- Langzeittherapie ggf. in Kombination bzw. alternativ: Methotrexat (+ Folsäure)
- Alternativen: Cyclophosphamid oder Azathioprin
- Initale Cortisondosis 1 mg/kg KG Prednisolon-Äquivalent, im Ausnahmefall bei Arteriitis temporalis mit akuter Erblindungsgefahr auch höher
- Begleitende Wundtherapie

Merke

- Weitere Therapieansätze, wie z. B. Infliximab, haben bisher keine überzeugenden Vorteile zur „Standardtherapie" gezeigt, können bei Nichtansprechen der o. g. Therapieansätze in Erwägung gezogen werden
- Plasmaseparation hat bei Vaskulitiden nur beim Goodpasture-Syndrom einen belegten Effekt
- Die ebenfalls extrem teure Therapie mit Immunglobulinen ist nur beim Kawasaki-Syndrom gesichert

Medizinischer Tipp

- Bei zusätzlicher Makroangiopathie ist eine Revaskularisation möglichst erst nach Beherrschung der Entzündung durchzuführen (sowohl operativ als auch interventionell mit hoher früher Re-Verschlussrate „So wenig wie möglich, so viel wie unbedingt nötig")

Literatur

- Caspary L. Vasculitides of large vessels. VASA 2011; 89–98.
- Schmidt-Lucke JA, von Bierbrauer A, von Wichert P. Vaskulitiden großer Arterien. Internist 1993; 34: 615–21.
- Schmidt-Lucke JA, von Wichert P. Vaskulitiden, Klassifikation und Diagnostik. Internist 1993; 34: 591–8.

C9 Funktionelle Durchblutungsstörungen

G GRUNDLAGEN

Definition

- Regionale Minderdurchblutung ohne – zumindest initial – anatomisches Korrelat im entsprechenden Gefäßsystem
- Kompressionssyndrome oder Shunts sind nicht gemeint
- Kompressionssyndrome sind nur beim Raynaud-Syndrom als mögliche „Mitursache zu berücksichtigen

Raynaud-Phänomen (RP)

- Anfallsweise auftretende Vasospasmen an Fingern (und Zehen)
- Trikolore-Phänomen: blau – weiß – rot
- Meist 2.–5. Finger
- Verschiedene Auslöser, bes. Kälte (eine Spezialform ist die Kälteangiitis mit Vorliegen von Kälteagglutininen)
- Besserung durch Wärme
- Spezialformen: Vibrationssyndrom und Hypothenar-Hammer-Syndrom

Akrozyanose

- Ist quasi eine abortive Schwester des RP; es kommt jedoch nur zu einer Blauverfärbung; nicht zu verwechseln mit paroxysmalen Fingerhämatomen (sog. Achenbach-Syndrom)

Erythromelalgie

- Ist eine durch Wärme provozierbare schmerzhaft brennende Hyperämie akraler Extremitätenbereiche, häufiger sind Beine und Füße befallen
- Gehäuft bei myeloproliferativem Syndrom oder Ca-Antagonisten-Einnahme

CRPS (komplexes regionales Schmerzsyndrom, früher „M. Sudeck")

- Komplexes Zusammenspiel von somatosensorischen, motorischen, inflammatorischen und autonomen Veränderungen; die verschiedenen Pathomechanismen greifen ineinander
- Das intra- und interindividuell variable klinische Erscheinungsbild des CRPS wird durch die unterschiedliche Beteiligung der Systeme erklärbar

- Klinisch sind die Akren zyanotisch und kühl nach Trauma
- Therapie: Bisphosphonate, Ca-Antagonisten, Prostaglandine

Dauer-Vasospastik

- Medikamentenbedingt: Praktisch relevant sind Ergotamine und Katecholamine

Diagnostik

- Präsentation mit unspezifisch störend kalten Händen
- Anamnese (siehe Grundlagenkapitel)
- Bei palpablen peripheren Pulsen → schwere pAVK ausgeschlossen
- Differenzialdiagnostik: embolische Prozesse (absolute Arrhythmie) oder Cholesterinkristallembolien
- Sehr hilfreich kann auch ein durch den Patienten erbringbarer Fotonachweis (z. B. Digitalkamera)/Anfallsbeobachtung sein
- Für ein *primäres* Raynaud-Phänomen sprechen: symmetrischer Befall, keine Hautläsionen, Kapillarmikroskopie o. B., ANA negativ, BSG normal, körperliche Untersuchung unauffällig, Anamnese für Raynaud-assoziierte Erkrankungen leer
- Für ein *sekundäres* Raynaud-Phänomen sprechen: Anamnese für Raynaud-assoziierte Erkrankungen positiv (Lupus erythematodes, Sklerodermie, rheumatoide Arthritis, Vibrationssyndrom), asymmetrischer Befall, Hautläsionen möglich, Kapillarmikroskopie pathologisch, ANA positiv, BSG erhöht

Merke

- Chronisch isoliert kalte Füße haben bei palpablen Fußpulsen i. d. R. keinen relevant krankhaften Wert

Diagnostik

Am häufigsten wird der Gefäßspezialist zur weiteren Klärung eines Raynaud-Phänomens herangezogen. Die Grundfragen hierbei sind:
Ja oder nein? Wenn ja → primär oder sekundär? Wenn sekundär → welche Grunderkrankung? (Weitgehend sicherer Ausschluss eines sekundären RP ist erst nach 5–10 Jahren Verlaufsbeobachtung möglich.)

- Klinischer Status: Allen-Test und Faustschlussprobe u. a.
- Doppler-Drücke inklusive A. radialis und ulnaris, ggf. gezielte FKDS-Untersuchung
- Standardisierter, dokumentierter, quantifizierender Provokationstest wünschenswert, routinemäßig, aber nicht zwingend bei eindeutiger Anamnese und Klinik
- Diese Untersuchungen können zwar ambulant durchgeführt werden, sie sind aufgrund ihrer komplexen Technik und Zeitintensität meist jedoch im klinischen Umfeld angesiedelt, daher → Spezialklinik. Gleiches gilt für die Kapillarmikroskopie
- Ein Thoracic-outlet-Syndrom muss ausgeschlossen werden (alte Thoraxröntgenbilder?)
- Erweiterte Routine-Laboruntersuchungen sind: Blutbild, klinische Chemie, Urinstatus, SD-Funktion, Elektrophorese, ANA, ENA, RhF, evtl. C3/C4-Komplement und Kryoglobuline

Therapie

Primäres Raynaud-Syndrom

- Aufklärung über die Harmlosigkeit
- Physikalische Maßnahmen wie keramisch imprägnierte Handschuhe, Taschenwärmer
- Im Falle des primären Raynaud-Syndroms sind Ca-Antagonisten einen Versuch wert
- Vermeidung potenzieller Mitverursacher (Nikotinkonsum, β-Blocker, Ergotamine)
- Wenn Blutdrucksenkung nötig: besser Ca-Antagonisten oder ACE-Hemmer
- Wenn β-Blocker erforderlich: besser β_1-selektive Präparate (z. B. Nebivolol)
- Nitroglycerin als klassischer Vasodilatator, gelegentlich zur Verkürzung langer und schmerzhafter Anfälle zweckmäßig, nicht als Dauermedikation. Topische Applikation manchmal hilfreich, wenn praktikabel: Nitroglycerin-Salbe 2 % nach Deutschem Arzneibuch
- Ca-Antagonisten vom Dihydropyridintyp (Leitsubstanz: Nifedipin): Ansprechen bei 30–60 % der Patienten, aber evtl. Amlodipin, Nitrendipin, Felodipin besser verträglich

Sekundäres Raynaud-Syndrom

- Zusätzlich Therapie der Grundkrankheit (siehe oben)

Erythromelalgie

- Hochdosiert ASS, Serotonin-reuptake-Inhibitoren (SSRI) oder Prostaglandine

Merke

- Autogenes Training, Biofeedback, Akupunktur, klassische Vasoaktiva, wie Pentoxifyllin Naftidrofuryl u. a., sowie Sympathikusblockade sind nachweislich wirkungslos

Medizinischer Tipp

- Mit einem Dermatoskop (als Kapillarmikroskop-Ersatz) mit Ultraschallgel als Kontaktmittel kann man schnell die wichtige Frage nach Makrokapillaren grob beantworten

Diagnostik

- Dynamische Perfusionsmessungen sind bei gutachterlichen oder wissenschaftlichen Fragestellungen notwendig: Plethysmografie (strain-gauge), Kapillarmikroskopie (Flussmessung), Laser-Doppler-Flowmessung (Wissenschaft), Thermografieverfahren
- Die Aussagekraft aller dynamischen Messungen ist im Herbst/Winter höher
- Bei der Plethysmografie gilt ein 30-mmHg-Druckabfall bei Kühlung als Cut-off mit hoher Sensitivität und positiver prädiktiver Wert. Die Methode ist sehr zeitaufwendig (10-Finger-Messung) und selektive Kühlung ist nur an einem Finger möglich
- Bei Hand-/Finger-Temperaturmessungen beider Hände vor und nach Kühlung in Wasser mit 12 °C für 3 Minuten gilt eine fehlende oder reduzierte Wiedererwärmungszeit nach 20 Minuten als guter Cut-off-Wert. Es kommt hier die Thermoplatten- bzw. Telethermografie infrage. Die Vorteile dieser Methoden sind die Kühlung und Messung aller Finger inkl. Dokumentation in einem Untersuchungsgang
- Härtester Parameter bei der Kapillarmikroskopie ist das Vorhandensein von Makrokapillaren (Gesamtdurchmesser über 100 µm) als Hinweis auf eine Erkrankung aus dem Sklerodermieformenkreis. Diese sind als Frühzeichen auch oft vor positiven ANA-Titern vorhanden

Therapie

- Standardtherapien
  - Prostaglandin E1: 1 × 60 µg/2 h oder 2 × 40 µg/je 2 h
  - Iloprost: 1 × (10–)20 µg/3–6 h
  - stationäre Therapieeinleitung sinnvoll
  - Cilostazol (50 und 100 mg); wenig untersucht, 50 mg besser verträglich
- Phoshodiesterasehemmer sind zwar in dieser Indikation ebenfalls nur wenig untersucht und nicht zugelassen, scheinen jedoch sehr wirksam zu sein, wobei Probleme, Kontraindikationen und Kosten, die oft keine Kassenleistung darstellen dürften, besonders zu beachten sind
  - Sildenafil (Revatio, Viagra): 2 × 50 mg
  - Vardenafil (Levitra): 2 × 10 mg
  - Tadalafil (Adcirca, Cialis): 1 × 20 mg (jeden 2. Tag)
- Bezüglich der Verwendung von Immunsuppressiva inkl. Cortison, aber auch von Bosentan, siehe Kapitel „Vaskulitis"

Organisatorischer Tipp

- Thermoplatten-Bilder können gut mittels einer einfachen digitalen Kamera dokumentiert werden
- Telethermografie ist eine sehr schöne Technik, aber prohibitiv teuer

Literatur

- Heidrich H. Functional vascular diseases: Raynaud's syndrome, acrocyanosis and erythromelalgia. VASA 2010; 39: 33–41.
- Schmidt-Lucke JA, Caspary L, von Bierbrauer et al. Standardisierung der Nagelfalzkapillarmikroskopie in der Routinediagnostik. VASA 1997; 26: 5–10.
- von Bierbrauer A, Schilk I, Lucke C, Schmidt JA. Infrared thermography in the diagnosis of Raynaud's phenomenon in vibration induced white finger. VASA 1998; 27: 94–9.

C10 Kompressionssyndrome

G GRUNDLAGEN

Definition

Unter dem Begriff Kompressionssyndrom werden unterschiedliche Krankheitsbilder zusammengefasst. Ihre Symptomatik resultiert aus einer permanenten Irritation neurovaskulärer Strukturen an präformierten anatomischen Engen unterschiedlicher Stellen des Körpers.
Einen Krankheitswert erreichen diese Zustände, wenn es durch sekundäre Faktoren (Wachstum, Körperhaltung, muskulärer Trainingszustand, Gefäßelongation, degenerative Erkrankungen, Unfälle) zu einer weiteren Verschmälerung der anatomischen Engen kommt.
Ständig wiederkehrende Gefäßtraumen führen zu Intimaläsionen, Wanddissektionen, Aneurysmabildungen und degenerativen Verschlüssen. Auch die chronische mechanische Irritation der begleitenden Nervenfasern führt zu Fibrosierungen und Hyperplasien im Bereich der Ganglien und letztlich zur Ausbildung eines chronischen Schmerzsyndroms.

Epidemiologie

Die Prävalenz der unterschiedlichen Kompressionssyndrome ist gering und beträgt maximal 1 % der Gesamtbevölkerung.

Einteilung

Klinisch bedeutsam sind:
- Kompressionssyndrome der oberen Thoraxapertur
- Truncus-coeliacus-Kompressionssyndrom
- Kompressionssyndrome der A. poplitea

Seltenere Formen sind:
- Kompressionssyndrome der A. carotis interna
- Kompressionssyndrom der A. brachialis
- Kompressionssyndrome der A. tibialis anterior

Die einzelnen Formen

Das *Kompressionssyndrom der A. carotis interna* ist bedingt durch eine Kompression der Arterie durch den kreuzenden N. hypoglossus. Es kann zu einer Dissektion mit Schmerz und ipsilateralem Horner-Syndrom kommen.

Zum *Kompressionssyndrom der oberen Thoraxapertur* gehört auch das *Thoracic-outlet-Syndrom*. Bei Engen etwas distaler hiervon spricht man vom Kompressionssyndrom der A. brachialis.

Die Symptomatik des *Kompressionssyndroms des Truncus coeliacus* ist uncharakteristisch (siehe „Hausarzt"). Einengung des Arcus aorticus des Diaphragmas durch zu tiefes Ligamentum arcuatum, welches den Truncus coeliacus abschwächt.

Das *Kompressionssyndrom der A. poplitea*, auch bekannt als *Popliteal entrapment*, ist das häufigste Kompressionssyndrom und bedingt durch muskuläre Ansatzaberrationen. Mit ähnlicher Klinik (siehe „Hausarzt") äußert sich auch das *Kompressionssyndrom der A. tibialis anterior*.

Diagnostik

- *Wichtig:* Bei lokalen nervalen oder vaskulären Ausfällen immer an die Möglichkeit eines Kompressionssyndroms denken, wenn aufgrund von Alter, Gefäßstatus und Lokalisation eine arteriosklerotische Ursache unwahrscheinlich ist (z. B. sind arteriosklerotische Gefäßveränderungen an der oberen Extremitäten eine Rarität)
- *Kompressionssyndrom der A. carotis interna:* Bei Dissektion TIAs, Kopf- und/oder Halsschmerzen und ipsilaterales Horner-Syndrom
- *Kompressionssyndrom der oberen Thoraxapertur:* rasche Ermüdbarkeit des Armes bei Hyperabduktion, Schmerzen, Blässe und Kälte der Hand; Mikro- und Makroembolien führen zu lividen Verfärbungen, punktförmigen Hautnekrosen, Digitus mortuus bis hin zur ischämischen Hand
- *Kompressionssyndrom der A. brachialis:* rasche Ermüdbarkeit und Sensibilitätsstörungen in Unterarm und Hand (insbesondere Frauen und Kinder mit leichter Überstreckbarkeit der Articulatio cubiti sowie muskulöse Männer)
- *Kompressionssyndrom des Truncus coeliacus:* uncharakteristische Symptomatik, z. B. von der Nahrungsaufnahme unabhängige, brennende oder krampfartige Oberbauchbeschwerden, z. T. mit Brechreiz, Diarrhoe und Gewichtsverlust; schwierige Abgrenzung zur Angina abdominalis (siehe Mesenteriale Ischämie, S. 55) und anderen abdominellen Schmerzursachen
- *Kompressionssyndrom der A. poplitea:* durch muskuläre Anspannung Claudicatio intermittens schon nach wenigen Metern (nicht immer reproduzierbar), meist junge Patienten
- *Kompressionssyndrom der A. tibialis anterior:* „atypische Claudicatio intermittens" nach körperlicher Belastung (Schmerzen an der anterolateralen Seite des Unterschenkels, Abklingen erst nach 10–20 Minuten Ruhe, Besserung durch Hochlagern des Beines)

Therapie

- Die weiterführende Diagnostik, erst recht die Therapie, gehört primär in die Hand des Gefäßspezialisten, daher frühzeitig entsprechende Überweisung einleiten

Merke

- Lange Zeit unerkannte Kompressionssyndrome können durch die permanente Irritation neurovaskulärer Strukturen zu irreversiblen Schädigungen führen (Paresen, arterielle Embolisationen, venöse Thrombosen)
- Umgehende Überweisung des Patienten zum niedergelassenen Gefäßspezialisten

Diagnostik

- Möglichst rasche diagnostische Sicherung
- Vor jeder bildgebenden Diagnostik nochmalige subtile Erhebung und Dokumentation von Anamnese und Symptomatik
- *Kompressionssyndrom der A. carotis interna*
  - bei Verdacht in der FKDS sensitivster Nachweis mit i.a. DSA (Schnürfurchen und poststenotische Dilatation in Höhe der Hypoglossuskreuzung bei unauffälliger proximaler ACI)
  - immer auch kontralaterale Seite darstellen und Funktionsaufnahmen (Kopfextension, Rotation, Beugung) anfertigen
- *Kompressionssyndrom der oberen Thoraxapertur*
  - AER-Test (Abduktion, Elevation, Rotation): Beide Arme werden um 90 Grad abduziert, die Ellenbogen rechtwinklig gebeugt und die Unterarme nach außen rotiert; in dieser Position drei Minuten kräftige Faustschlussübungen. Bei überwiegend arterieller Kompression Kribbelparästhesien, Schmerzen, Ermüdung, Schweregefühl und lange anhaltende Abblassung der Hand. Bei überwiegend venöser Kompression treten die Hand- und Armvenen prall hervor
  - bei positivem Test zusätzlich: Thoraxübersichtsaufnahme (Halsrippe?) und DSA von A. und V. subclavia im Sitzen
  - im EMG verzögerte Leitgeschwindigkeit der Nn. ulnaris et medianus → ebenfalls OP-Indikation
- *Kompressionssyndrom der A. brachialis*
  - Funktionsangiografie mit Anspannung der Hand- und Unterarmmuskulatur in Kombination mit einer starken Beugung im Ellbogengelenk. Hier können auch össäre Atypien diagnostiziert werden
- *Kompressionssyndrom des Truncus coeliacus*
  - Ausschluss der Differenzialdiagnosen (siehe oben)
  - bei epigastrischem Strömungsgeräusch und duplexsonografischer maximaler Strömungsgeschwindigkeit > 120 cm/s Aortografie im seitlichen Strahlengang: exzentrische glatte Stenose am Oberrand des Truncus coeliacus distal eines unauffälligen Aortenabgangs
- *Kompressionssyndrom der A. poplitea*
  - FKDS: Gefäßeinengung, hämodynamische Relevanz, Gefäßwand und perivaskuläre Strukturen
  - selektive DSA in Verbindung mit Provokationstests (aktive Plantarflexion bei gestrecktem Bein bzw. Beugung des Kniegelenkes)
  - MRT (wird in letzter Zeit favorisiert): Darstellung der anatomischen Strukturen und potenziellen Muskelvarianten, anschließend MR-Angiografie in Neutralstellung und unter prolongierter Plantarflexion
  - sonographische Untersuchung/ggf. DSA im Sitzen!

Therapie

- Die Therapie der Kompressionssyndrome ist eine absolute Domäne von Gefäßspezialkliniken meist im Sinne von anatomischen Korrekturoperationen (Dekompression) → siehe Spezialklinik
- Postoperative medikamentöse Therapie: ASS oder OAK

Merke

- Periphere Kompressionssyndrome oft bei Sportlern, Bodybuildern
- Junge Frauen mit energisch zurückgewiesenem Verdacht auf Bulimie, unauffälliger Gastroskopie, oftmaliger psychiatrischer Vorstellung usw. → An Truncus-coeliacus-Kompressionssyndrom denken!

Diagnostik

- Siehe Spezialpraxis
- Ggf. Ergänzung durch MRT-Aufnahmen und quantitative Durchblutungsmessungen in diversen Funktionsstellungen
- Neurologisches Konsil oft sinnvoll

Therapie

- Mechanische Dekompression des betroffenen Gefäßes
- Oft auch Resektion der geschädigten Arteriensegmente und kurze Veneninterponate
- *Kompressionssyndrom der A. carotis interna*
  - A. und V. sternocleidomastoideae sowie die Ansa cervicalis werden freipräpariert und die gemeinsame Nervenscheide des N. hypoglossus und des N. vagus wird gespreizt
- *Kompressionssyndrom der oberen Thoraxapertur*
  - transaxillärer Zugang nach Atkins mit Durchtrennung der Skalenusmuskulatur vom Manubrium sterni bis zum Proc. transversus
  - Resektion der ersten Rippe, ggf. en-bloc mit einer vorhandenen Halsrippe
- *Kompressionssyndrom der A. brachialis*
  - Spaltung des Lacertus fibrosus, des komprimierenden Bizepskopfes bzw. anderer anormal verlaufender Muskeln und Sehnen
- *Truncus-coeliacus-Kompressionssyndrom*
  - scharfe Durchtrennung des Lig. arcuatum, weitreichende Befreiung der Arterien von fibrösem Gewebe (Sympathektomie) und Resektion des anliegenden degenerierten Ganglien-geflechtes des Plexus aorticus (laparoskopisch möglich!)
- *Kompressionssyndrom der A. poplitea*
  - über dorsalen Zugang Freilegung am kranialen Ende und Präparation nach distal an der Gefäßscheide
  - Resektion von anormalen Muskel- und Sehnensträngen, Baker- und Adventitiazysten
  - Durchtrennung des Arcus tendinosus m. solei in jedem Fall
- *Kompressionssyndrom der A. tibialis anterior*
  - Druckmessung im anterioren Muskelkompartment (ein Ruhedruck > 10 mmHg, ein Druckanstieg um > 30 mmHg nach Belastung und eine Normalisierungsphase von mehr als 6 Minuten Ruhe gelten als beweisend für die Diagnose)
  - subkutane Fasziotomie der anterioren Loge meist ausreichend

Literatur

- Gruß JD. Das Thoracic-outlet-Syndrom. Gefässchirurgie 2006; 5: 371–80.
- Luther B. In: Hepp W, Kogel H (Hrsg). Gefäßchirurgie. München, Jena: Urban & Fischer Verlag, 2001; S. 179–207.
- Schäberle W. Ultraschall in der Gefäßdiagnostik. 2. Aufl. Berlin, Heidelberg, New York: Springer Verlag, 2004; S. 45–8.

C11 Varikose

G GRUNDLAGEN

- Varikose = „Krampfadern" – vom niederdeutschen: „krumpe Adern" = geschlängelte Venen, d. h. *kein* Zusammenhang z. B. mit Waden-„Krämpfen"!
- Laut „Bonner Venenstudie" sind ca. 23 % der Bevölkerung betroffen (20 % Männer, 25 % Frauen)
- Ursache ist eine Bindegewebsschwäche, die zur Klappendestruktion und/oder Venenwandschädigung führt (Genese kongenital, durch Gravidität verstärkt)
- Die Varikose ist keine morphologische Deformität, sondern ein pathologischer funktionaler Zustand
- Nicht das alterierte Aussehen der Vene macht sie zur Varize, sondern die krankhafte Hämodynamik!

Entscheidend in der Krampfaderbehandlung ist nicht das besonders gründliche Beseitigen der in der Haut sichtbaren varikösen Venen, sondern das Finden und Ausschalten des „proximalen Insuffizienzpunktes". Die Länge der insuffizienten Stammvenensegmente definiert die Stadien (I–IV der V. saphena magna, I–III der V. saphena parva) nach Hach. Die Stadien nach Hach sind also *keine* Bewertung der Schwere der venösen Insuffizienz (vgl. Tabelle).

CEAP-Klassifikation – Klinik

Stadium	Symptome
C0	Keine sicht- oder tastbaren venösen Veränderungen
C1	Teleangiektasien oder retikuläre Varizen (Durchmesser < 3 mm)
C2	Varizen (Durchmesser ≥ 3 mm)
C3	Ödem, bedingt durch venöse Insuffizienz
C4	Hautveränderungen (Pigmentierung, Ekzem, Atrophie blanche, Dermatoliposklerose)
C5	Abgeheiltes, venöses Unterschenkelgeschwür
C6	Aktives venöses Unterschenkelgeschwür

Die CEAP-Klassifikation berücksichtigt klinische (C), ätiologische (E), anatomische (A) und pathophysiologische (P) Aspekte. Die Schweregradzuordnung erfolgt anhand des schwerwiegendsten Symptoms.

Quelle: Kistner et al. 1996 (siehe Literatur S. 101)

Merke

- Grundsätzlich können Varizenoperationen ambulant durchgeführt werden, die stationäre Therapie kann jedoch durchaus indiziert sein bei
  - Komorbidität
  - Rezidivoperationen
  - Adipositas
  - schweren Lokalbefunden (C4–6)
  - fehlender häuslicher Versorgung
  - weit entferntem Wohnort des Patienten vom OP-Standort
  - Varizen sollten im (noch) schmerzfreien Zustand behandelt werden! Wenn Varizen „weh-tun", wurde zu lange gewartet!

Diagnostik

- Anamnese: Juckreiz, Schwellneigung bei Wärme, Schweregefühl nach langem Stehen? (Familie?! Thrombosen? Bekannte Thrombophilie?)
- Klinische Untersuchung:
  - Inspektion: Zeichen einer CVI (Besenreiser, Corona phlebectatica, Ödem, Varizen, Stauungsekzem, Ulkus)
  - prätibiale Ödeme bds.? → eher internistisch!
  - livide akrale Verfärbung → eher pAVK!

Therapie

- Kompressionsstrumpf (unbedingt KKL II), entsprechend Befund: AG(= Oberschenkel)- oder AD(= Unterschenkel)-Strumpf; vor/bei geplanter OP: immer AG

Merke

- Eine Krampfader, die sichtbar ist, hat immer ein Korrelat subkutan! Der äußerliche Aspekt spiegelt nicht den wirklichen Krankheitsgehalt wider
- Therapieresistente Ekzeme am Unterschenkel können Ausdruck einer CVI sein
- *Keine* Phlebografie zur Primärdiagnostik! (Die seltene Indikation stellt der Gefäßmediziner)

Medizinischer Tipp

- Beschwerden oft unspezifisch oder fehlen oft völlig, der Patient „wiegelt ab"
- Varizenpatienten *vor* der ersten Phlebitis/Thrombose/Embolie oder anderen Komplikationen zur Sanierung der Varikose überweisen!
- Nächtliches zusätzliches Hochlagern der Beine, z. B. auf sog. Venenkissen, ist nicht zu empfehlen
- OP-Indikation nach Phlebitis: siehe Kapitel „Phlebitis"

Organisatorischer Tipp

- Varizen im hohen Alter: OP nicht mehr gewünscht oder Kontraindikationen durch Komorbidität; für Strümpfe fehlt die Compliance, aber (beginnende) Ulzera → Was tun? → ad Varizenspezialist!
- Bei Kompressionsstrumpf-Anziehschwierigkeiten → Rp. „medi-Butler" oder andere Anziehhilfen

- Ein- bzw. Überweisung des Patienten an ein auf Varizen spezialisiertes Zentrum, in dem alle (anerkannten) Therapieoptionen vorgehalten werden

Diagnostik

- Gefäßanamnese, insbesondere Thrombophilie
- Gefäßstatus, Funktionsmessung (Plethysmografie, LRR, Doppler-Druck), CEAP-Klassifikation
- Duplexsonografie: Stadium nach Hach; Perforantes mit blow-out?; Ausschluss PTS, pAVK

Therapie

- Operation (Stripping: Babcock 1907), immer Hach-Stadien-gerecht, Schnitte am medialen Malleolus verursachen oft Nervenläsionen!
- Endoluminale Verfahren (Katheter: Radiowelle scheint Laser überlegen, evtl. neue Aspekte durch radialen Laser, Heißdampftherapie?) → noch keine gesicherten Langzeitergebnisse!
- Mikroschaum-Verödung nicht für die Therapie der Stammvenen zu empfehlen! Bei Seitenästen: erst **nach** Sanierung des proximalen Insuffizienzpunktes
- Konservative Therapie mit Kompression (KKL II)

Merke

- Ein belassener proximaler Insuffizienzpunkt (dieser kann z. B. bei Giacomini-Anastomosen weiter distal als die sichtbare Varize liegen!) führt *zwangsläufig* zu Rezidiven!
- Perforans-Venen nur operativ ligieren, wenn nachgewiesener „blow out" vorliegt
- Seitenäste minimalinvasiv exhairieren („häkeln") oder intra- oder postoperativ veröden (Mikroschaum!)
- Besenreiser sind keine Krankheit (Beseitigung ist iGeL-Leistung)!
- Medikamente können die subjektiven Beschwerden des Patienten lindern, aber nie die Varikose beseitigen und sind nie die Alternative zu Kompression und/oder kausaler Therapie
- Gesunde Venen für spätere Bypassentnahme schonen (Krampfadern nicht!)

Medizinischer Tipp

- Entscheidung ambulant/stationär
- Vorhaltung von Belegbetten

- Problem der Katheterbehandlung: keine gesicherten Studien, noch unklare Langzeitergebnisse, Folgen der nicht konsequent durchgeführten Krossektomie (offene epigastrische Vene als spätere Rezidiv-Ursache?), Liquidation (GKV zahlt regelhaft nicht!)
- 60 % der OP-pflichtigen Rezidive sind durch technische Mängel der Erst-OP bedingt
- Patienten nach sogenannter CHIVA-Operation stellen bei den Rezidiv-Operationen ein besonders schwieriges Klientel dar! (Die Stammvene ist insuffizient erhalten, die CHIVA-typischen Ligaturen verhindern aber oft eine Sondierung mit Stripping- oder Radiowellen-Katheter)
- Keine Varizen-OP ohne „präoperatives Mapping" mittels Duplex (bei Rezidiv-Varizen besonders viel Zeit nehmen und subtil die neue Insuffizienz-Bahn auf der Haut markieren)
- Oberschenkel-Kompressionsstrumpf (A–G) im OP anlegen, straffer elastischer Verband darüber. Am 1. postoperativen Tag: nur Verband ab, Strumpf belassen

Organisatorischer Tipp

- Für endoluminale Verfahren:
  - Anträge auf Einzelfallentscheidung und Kostenerstattung stellen!
  - Infos über IV-Verträge und Preise einholen (z. B. bei AG „Endoluminale Therapie" der DGP)

Operative Verfahren		Bemerkung des Autors
Endoluminale Katheterverfahren:	**= Verschluss der Varizen von innen**	
Laser	(Direktional/radial) mit diversen Wellenlängen	Perivaskuläre (Nerven-)Schäden durch große Hitze bis 1000 °C
Radiowelle VNUS ClosureFast	Monopolare Koagulation	Bis 120 °C Hitzeentwicklung, Karbonisierung
Radiofrequenz-**i**nduzierte **T**hermo**t**herapie (RFITT) (sog. Celon-Methode)	Bipolare Elektrodenanordnung (lokale Stromapplikation)	Sehr schonend: max. 60–80 °C, automatisches Abschalten nach komplettem Venenverschluss durch Impedanz-Messung mit akustischer Anzeige, keine Kühlung durch perivaskuläre Infiltration (Tumeszenz) erforderlich
Heißdampf	Lokale „Verkochung"	Schlechte Steuerung der Ausbreitung des Dampfes, heftige phlebitische Lokalreaktionen
VenaSeal	Venenverschluss mit Acrylat-Kleber	Keine Betäubung erforderlich, Kleber verbleibt dauerhaft – unklare Spätfolgen!?
Kathetergestützte Mikroschaumverödung	Ausschäumen der Venen (meist mit Polidocanol)	Durch den Katheter kann Schaum in der gesamten Stammvene appliziert werden, Krossenverschluss gelingt aber nicht
ClariVein	Verödung und mechanische Endothelzerstörung	Teuer, traumatisierendes Verfahren, Krossenausschaltung wie bei allen Verödungen kaum möglich
Offene Operation:	**= Entfernung der Varizen**	
Krossektomie	Ausschaltung des proximalen Insuffizienzpunktes (IP)	Wenn dieser Schritt der Operation NICHT korrekt, d. h. *vollständig* ausgeführt wird, ist das Rezidiv vorprogrammiert!
Stripping	Entfernung der insuffizienten Stammvenen	Immer stadiengerecht, invaginierend – distal suffiziente Stammvenenanteile sollen belassen werden!
Seitenast-Exhairese	Bei großen Varizen erforderlich, immer minimalinvasiv (z. B. mit Varady-Instrumentarium)	Alternative ist die Kombination von Exhairese mit der Mikroschaumverödung
Perforansvenen(PV)-Ligatur	Subfasziale Ligatur mit Verschluss der Faszienlücke	Nur erforderlich, wenn ein relevanter Blow-out duplexsonographisch nachgewiesen ist (oder eine PV der proximale IP ist!)

Diagnostik

- Überprüfung von fachärztlicher Gefäßanamnese/Gefäßstatus
- Duplexsonografie
- Kardiologisches o. a. Konsil
- Keine Phlebografie zur Primärdiagnostik; wenn in Ausnahmen erforderlich, nie ohne Duplexsonografie

Therapie

- Wie im Abschnitt „Spezialpraxis"
- Ggf. spezielle Wundbehandlungen (VAC-Therapie, Ulkus-Shaving, Fasziotomie)

Merke

- Varizen-Therapie ist „die Hohe Schule der niederen Werte", nach Prof. Urs Bruner, Zürich
- Eine Krampfader-OP ist nur einfach, „wenn man's kann"
- Krossenligatur immer direkt an der tiefen Vene (à niveau Vorderwand, nicht „in der Nähe")
- Kross-ektomie heißt „Entfernung" der Krosse, nicht Teilresektion!

Medizinischer Tipp

- Keine Varizen-OP ohne „präoperatives Mapping" mittels Duplex *durch den Operateur*
- Zur Vermeidung von evtl. tatsächlich auftretender Neoangiogenese aus dem offen liegenden Endothel im Resektionsstumpf der Krosse: vorsichtiges Koagulieren mit dem Kauter (Spray-Funktion), aber ohne Löcher in die Venenvorderwand zu brennen!
- Endoskopische subfasziale Perforans-Dissektion nur bei *streng* ausgewählter Indikation

Organisatorischer Tipp

- Verfügbarkeit einer FKDS unmittelbar präoperativ sicherstellen
- Fähigkeit des Operateurs zur FKDS
- Krossektomie: nur 13 % sind wirklich komplett → obligatorische postoperative FKDS-Kontrolle (OP-Qualitätsmanagement)

Literatur

- Bonner Venenstudie der Deutschen Gesellschaft für Phlebologie. Phlebologie 2003; 32: 1–14.
- Hach W. Die Rezirkulationskreise der primären Stammvarikose. Berlin, Heidelberg: Springer Verlag, 1993.
- Kistner RL, Eklof B, Masuda EM. Diagnosis of chronic venous disease of the lower extremities: the "CEAP" classification. Mayo Clinic Proceedings 1996; 71: 338–45.
- Marshall M, Breu FX. Qualitätssteuerung in der Gefäßmedizin. Vasomed 2002; 2: 72–6.
- Nüllen H, Noppeney T. Varikose. Heidelberg: Springer Verlag, 2010.

C12 Phlebitis

G GRUNDLAGEN

- Die Phlebitis ist meistens eine Komplikation der Varikose (= Varikothrombophlebitis)
- Selten in nicht varikösen Venen, z. B. bei: Paraneoplasie, Thrombophilie, zystischer Adventitiadegeneration, Traumen, Allergien, Infektionen, Vaskulitiden (Phlebitis saltans oder migrans, M. Winiwarter-Buerger), Kollagenosen, Granulomatose (M. Wegener, M. Boeck), Bestrahlungen, iatrogenen Intima-Läsionen (z. B. i.v. Kanülen, Katheter, nach Verödungen), exotischen Formen wie z. B. Brustwand-Phlebitis „fil de fer" (M. Mondor) oder peniler Phlebitis corona glandis
- Laut Literatur in bis zu 40 % mit tiefen Thrombosen einhergehend (entweder als „Kragenknopf"-Thrombose über Perforansvenen bzw. über die Krossen einwachsend oder als autochtone Thrombosen, durch die allgemeine Gerinnungsaktivierung spontan an anderer Stelle auftretend, auch am kontralateralen Bein möglich!)
- Laut Baseler Venenstudie bei 30 % aller Varizenträger, in 1 % mit symptomatischen Lungenembolien (bei 30 % asymptomatische Embolien)
- Die Ausdehnung der s.c. Thromben kann sehr viel weiter reichen als der äußerliche „entzündete" Befund

Therapie bei Varikothrombophlebitis

- Immer zunächst konservativ (Mit oder ohne Antikoagulation? Im Rahmen der „Evidence-based Medicine" noch nicht endgültig geklärt, wird von uns aber klar empfohlen) (Calisto-Studie, siehe „Therapie Hausarzt"), dann (rasche) Entscheidung, ob operative Sanierung. Wenn Entscheidung zur OP, dann entweder akut (lokal, radikal, nur Krossektomie) oder im Intervall (nach Abklingen der akuten Symptome)

Differenzialindikation zur Therapie der akuten Varikothrombophlebitis		
I Frühoperation	II Operation im Intervall	III Konservativ
Krossennaher Thrombus, primäre Varikose, Anamnese < 7 d	Bei Rezidiv-Varikose	Alle anderen bzw. begleitend bei Gruppen I und II: Medizinischer Kompressionsstrumpf (KKL II), immer mit NMH (keine Studie!) oder Fondaparinux (Calisto-Studie), kein ASS!
Lokal begrenzter klinischer Befund, nach Ausschluss von „Kragenknopf"-Thromben in Perforansvenen	Ausgedehnter klinischer Befund, allgemeine Begleiterscheinungen (Fieber)	
CEAP C1–3	CEAP C4–6	
ASA-Risikogruppe* 1 (Alter?)	ASA ≥ 2	
Bei Fehlen von: TVT, klinischer LAE, tiefer Leitveneninsuffizienz, Tumor(-verdacht), Thrombophilie(-verdacht → Facharzt!), differenzialdiagnostischen Zweifeln (Vorliegen von Systemerkrankungen, Vaskulitiden usw.), anderen Kontraindikationen zu einer sofortigen OP (z. B. soziale Probleme)	Nach Ausschluss aller differenzialdiagnostischen Erwägungen und Abklärung bzw. Sanierung von Begleiterkrankungen, die eine frühzeitige Operation unmöglich machten	(Nach genauer DD-Abklärung, Wichtung aller Kontraindikationen, ggf. deren Therapie → auch hier: Sanierung des varikösen Grundleidens!)

Quelle: nach Ruppe et al. (siehe Literatur S. 107)

** Kriterien der American Society of Anesthesiologists (ASA) für das OP-Risiko*

Ausblick

Auch in der Antikoagulationstherapie der Phlebitis ist der Einzug der neuen DOACs (S. 115) zu erwarten. Zurzeit wird Rivaroxaban 10 mg gegen Fondaparinux 2,5 s.c. in der SURPRISE-Studie verglichen.

Diagnostik

- Anamnese: Varikose? Thrombosen? Bekannte Thrombophilie?
- Klinische Untersuchung: lokale Rötung, derbe Stränge?
- Zeichen einer tiefen Beinvenenthrombose?
- Differenzialdiagnostik: Lymphangiitis, Erysipel, sonstige Ödeme

Therapie

- Kompressionsstrumpf (KKL II), ggf. Pütter-Verband
- Systemisch Antiphlogistika (oral, nicht i.m.)
- Kein ASS!
- Lokal: Kühlung
- Heparin-/Fondaparinux-Spritze s.c. (Es existiert noch keine generelle Leitlinien-Empfehlung, siehe aber Calisto-Studie: *Mit* s.c. Antikoagulation vs. *ohne* → deutliche Überlegenheit *mit* Antikoagulation (Arixtra 2,5) hinsichtlich Anzahl sekundärer TVT- und LAE-Ereignisse)

Merke

- Bds. Ödeme (seit Wochen): eher keine Phlebitis!
- Keine Phlebografie ohne Duplex
- Bei einer Armvenenphlebitis: in der Anamnese nach Blutabnahmen, Punktionen, Flexülen o. Ä. fahnden
- ASS hat *keine* antikoagulatorische Bedeutung in den Venen

Medizinischer Tipp

- Begleitende TVT kann klinisch *nie* sicher ausgeschlossen werden
- Patient sollte cito dem Gefäßmediziner vorgestellt werden zur FKDS-Untersuchung

Organisatorischer Tipp

- Im Zweifelsfalle Patient immer Fondaparinux s.c. spritzen, ggf. auch in therapeutischer Dosis
- Unbedingt auf Überweisungsschein vermerken: *Wann* wurde *was* in welcher *Dosierung* verabreicht?
- Varizenpatienten vor der ersten Phlebitis zur Sanierung der Varikose überweisen!

Diagnostik

- Gefäßanamnese
- Gefäßstatus, Funktionsmessung (Plethy, LRR, Doppler-Druck)
- Duplexsonografie: definitiver Ausschluss TVT
- Ggf. CT mit KM (Ausdehnung Beckenvenen, V. cava inf.)

Therapie

- Entscheidung: Akutoperation (siehe „Grundlagen"), OP im Intervall oder konservative Therapie
- Kompression (KKL II), Heparin/Fondaparinux s.c., OAK nur bei TVT
- Ggf. systemisch orale Antiphlogistika
- Lokal: Kühlung

Merke

- Die lokale Rötung zeigt nie das wahre Ausmaß der Aszension der Thromben!
- Die Phlebitis (migrans oder saltans) kann erste Manifestation einer Endangiitis obliterans oder anderer Erkrankungen sein (siehe „Spezialklinik")
- Keine Phlebografie ohne Duplex
- Autochthone Thrombosen auch am kontralateralen Bein (durch allgemeine Gerinnungsaktivierung)
- Thrombophiliediagnostik hat fast nur im Rahmen präventiver Maßnahmen Bedeutung

Medizinischer Tipp

- Bei sehr krossennahem Thrombus in einer varikösen Vene und bei Ausschluss anästhesiologischer o. a. Kontraindikationen: Akutoperation mit Krossektomie und ggf. Stripping, später ist mit mehr Verwachsungen und schwieriger Präparation zu rechnen
- Keine endoluminalen Verfahren bei Z. n. Phlebitis versuchen! Katheterisierung kann extrem schwierig sein, mit Gefahr von Perforationen

Organisatorischer Tipp

- D-Dimer-Test immer mäßig erhöht (damit kein Beitrag zur TVT-Diagnostik)
- Zeitnaher Termin zur Duplexsonografie bei Verdacht durch Hausarzt → Netzwerke gründen!
- Der ambulante Gefäßmediziner kann nicht alle Patienten auf die oralen Antikoagulanzien einstellen

Diagnostik

- Überprüfung von fachärztlicher Gefäßanamnese/Gefäßstatus
- Duplexsonografie, ggf. selten Phlebografie
- Spiral-CT bei Verdacht auf Pulmonalembolie
- Kardiologisches Konsil (DD akuter Myokardinfarkt)
- DD sonstiger Primärerkrankungen (siehe unten)

Therapie

- Bei begleitender TVT/LAE siehe Kapitel „Akute tiefe Beinvenenthrombose"
- Sonst wie ambulanter Gefäßmediziner

Merke

- Keine Phlebografie ohne Duplex
- Phlebitis als Sekundärzeichen von Malignomen, myeloproliferativen Erkrankungen (Polycythaemia vera, essenzielle Thrombozythämie), gastrointestinalen Karzinomen (bei Thrombophlebitis migrans: vorübergehenden Verschlüssen kleinerer Venensegmente, meist in den oberen Extremitäten, die sprunghaft auf andere Körperabschnitte übergreifen); bei Kollagenosen, z. B. M. Behçet, M. Winiwarter-Buerger

Medizinischer Tipp

- Junge starke Raucher (ohne Varizenanamnese): Bei Phlebitis immer an Thrombangiitis obliterans (M. Winiwarter-Buerger) denken → ggf. Duplex/Angiografie!
- Bei Aufnahme von Akutpatienten mit thorakalen Beschwerden, also V. a. Lungenembolie: Immer mindestens einmal auf die Beine schauen!

Literatur

- Decousus H et al. Fondaparinux for the treatment of superficial-vein thrombosis in the legs. N Engl J Med 2010; 363: 1222–1232.
- Leitlinie zur Diagnostik und Therapie der Thrombophlebitis superficialis. Phlebologie 1998; 27: 58–9.
- Nüllen H, Noppeney T. Varikose. Heidelberg: Springer-Verlag, 2010.
- Rabe E, Gerlach HE. Praktische Phlebologie. Stuttgart: Thieme Verlag, 2006.
- Ruppe U et al. Variko-Thrombophlebitis – Wann operieren? MedReport 2004; 43: 3.

C13 Akute tiefe Beinvenenthrombose

G GRUNDLAGEN

Ursachen

- Die Virchow-Trias (pathophysiologische Ursachen von Thrombosen):
  - Gefäßwandschaden (z. B. nach Verweilkatheter, Punktion)
  - gestörte Blutströmung (alle Immobilisationen mit Inaktivierung der Waden-Muskelpumpe)
  - Veränderung der Blutzusammensetzung (Thrombophilie, diverse Krebserkrankungen, Exsikkose)

Ursachen einer akuten tiefen Beinvenenthrombose	
Expositionelles Risiko	Prädispositionelles Risiko
Geht von den Umständen aus (Wem/was wird der Patient ausgesetzt?)	**Geht vom Patienten selbst aus (Was bringt der Patient mit?)**
Operationen	Alter
Immobilisation (Gips, Bettruhe)	Frühere Thrombose
Trauma	Varizen
Internistische Erkrankungen (Bettruhe)	Herzinsuffizienz
Geburt	Adipositas
Überanstrengung	Malignom
„Economy-class"-Syndrom	Pille
Gefäßverletzungen (Katheter u. Ä.)	Thrombophilie(n)

Epidemiologie

- Tiefe Venenthrombose (TVT) plus deren potenziell tödliche akute Komplikation, die Lungenarterienembolie (LAE), sind die dritthäufigste kardiovaskuläre Erkrankung weltweit – nach KHK und Schlaganfall
- Jährlich sind ca. 1,5 Mio. Europäer und 3 Mio. Amerikaner betroffen: Die TVT/LAE tötet in Europa mehr als doppelt so viele Menschen wie AIDS, Brustkrebs, Prostatakrebs und Verkehrsunfälle zusammen

- Armvenenthrombosen sind selten: iatrogen nach Blutentnahme oder Port-a-Cath-Implantation oder bei Subclavia-Thrombose (siehe Thoracic-inlet-Syndrom, Bodybuilder)
- Weitere seltene venös-thromboembolische Krankheitsbilder sind Verschlusssyndrome der Hirnvenen, der V. cava sowie der Pfortader- und Milzvenen

Wells-Score: Bestimmung der klinischen Wahrscheinlichkeit einer TVT der Beine

Klinische Charakteristik	Punkte
Aktive Krebserkrankung	1
Lähmung oder kürzliche Immobilisation der Beine	1
Bettruhe (> 3 Tage); große Chirurgie (< 12 Wochen)	1
Schmerz/Verhärtung entlang der tiefen Venen	1
Schwellung ganzes Bein	1
Unterschenkelschwellung > 3 cm gegenüber Gegenseite	1
Eindrückbares Ödem am symptomatischen Bein	1
Kollateralvenen	1
Frühere, dokumentierte TVT	1
Alternative Diagnose mindestens ebenso wahrscheinlich wie TVT	–2

Score > 2,0: Wahrscheinlichkeit für TVT hoch

Score < 2,0: Wahrscheinlichkeit für TVT nicht hoch

Thrombophilien

AT-III-, Protein-S-, -C-Mangel
APC-Resistenz wegen Faktor-V-Leiden-Mutation (benannt nach der holländischen Stadt) Beachte: *heterozygot* (5- bis 7-fach erhöhtes Risiko) oder *homozygot* (50- bis 70-fach erhöhtes Risiko!)
Faktor-II-G20210A-Mutation
Dysfibrinogenämie, Lipoprotein (a)
Antiphospholipid-AK-Syndrom (Antikardiolipin-AK, Lupus-Antikoagulans)
Hyper-Homozysteinämie (MTHFR-Gen-Mutation)

Diagnostik

- Bei akuter Beinschwellung/akutem Beinschmerz Abklärung der klinischen Wahrscheinlichkeit einer Thrombose (z. B. Wells-Score, siehe oben)
- Risikofaktoren (siehe oben), Familienanamnese, stattgehabte Thrombosen?, Thrombophilie?
- D-Dimer-Bestimmung (wenn Ergebnis erst am nächsten Tag verfügbar: initial NMH/Fondaparinux in therapeutischer Dosierung und Kompressionsverband)
- Bei positivem D-Dimer und hoher TVT-Wahrscheinlichkeit: Überweisung an Gefäßpraxis zur sonografischen Diagnostik; in Einzelfällen auch direkt in eine Spezialklinik

Therapie

- Sofortiger Beginn einer Antikoagulation: zunächst NMH/Fondaparinux gewichtsadaptiert oder auch primär DOACs, zzt. hier nur Rivaroxaban zugelassen
- Nach definitiver Bestätigung (durch Spezialisten) und Ausschluss einer zugrunde liegenden Tumorerkrankung, Beginn der Langzeitkoagulation entweder
  1. konventionell mit Vitamin-K-Antagonisten (in Deutschland überwiegend Phenprocoumon: Marcumar, Falithrom) überlappend NMH bis zum Erreichen des therapeutischen Bereiches oder
  2. Fortsetzung der Therapie mit Rivaroxaban (Dosis und Details s. u.)
  3. Dauer der OAK:
     a. Unterschenkel: bei sekundärer (z. B. nach Fraktur) und idiopathischer TVT für 3 Monate
     b. Oberschenkel-/Becken-TVT: bei sekundärer TVT 6–12 Monate
     c. Oberschenkel-/Becken-TVT: bei idiopathischer TVT auch nach Erstereignis ggf. unbegrenzt, solange positive Nutzen-Risiko-Abwägung (siehe S2-Leitlinie und US-amerikanische Leitlinie). In der neueren US-amerikanischen Leitline (2012) heißt es statt des Wortes „unbegrenzt" „extended" mit der Definition: „drei Monate bis lebenslang". Bei der individuell festzulegenden Therapielänge ist in gewissen Abständen immer wieder der Nutzen gegen ein evtl. erhöhtes Blutungsrisiko abzuwägen, hier kann der sog. „Has-Bled"-Score hilfreich sein. Wird ein Score von 3 oder mehr erreicht, spricht man von einem hohen Blutungsrisiko, das zur Vorsicht und engmaschigem Monitoring Anlass geben sollte.

HAS-BLED-Score für Blutungen		
Buchstabe	Klinische Charakteristik	Vergebene Punkte
H	Hypertonie	1
A	Abnormale Nieren- und Leberfunktion (jeweils 1 Punkt)	1 oder 1
S	Schlaganfall	1
B	Blutung	1
L	Instabiler INR-Wert	1
E	Ältere Patienten (Alter > 65 Jahre)	1
D	Drogen oder Alkohol (jeweils 1 Punkt)	1 oder 2
		Maximal 9 Punkte

- Bei Schwellung erst Kurzzugbinden, dann Kompressionsstrumpf nach Maß (unbedingt KKL II), Mobilisation, ggf. kurzzeitige Beinhochlagerung
- Oft ist die TVT-Therapie ambulant möglich, Ausnahmen: massive Beschwerden, unklares klinisches Bild, fehlende Compliance des Patienten und des häuslichen Umfeldes, Tumorverdacht, hohes Alter

Update

Die Zulassung von oralen Faktor-II- und Faktor-Xa-Inhibitoren DOACs (Direct Oral Anticoagulants) hat bereits wesentliche Änderungen gebracht. Diese Medikamente, insbesondere der Xa-Inhibitor Rivaroxaban (Xarelto®), sind bei vielen relevanten Indikationen zugelassen (siehe Tab. S. 117 und Kap. C18). Der wesentliche Vorteil der neuen oralen Antikoagulanzien für den Patienten liegt im besseren therapeutischen Gesamtnutzen sowie in der *oralen* Applikation, d. h.:

1. Zum Start der Therapie sind beispielsweise mit Rivaroxaban keine s.c. Spritzen der Heparine mehr notwendig.
2. Gegenüber den Vitamin-K-Antagonisten bestehen die Vorteile in einer fixen Dosierung ohne Monitoring (siehe auch S. 117 und Kap. C18).

Merke

- Nicht wirksam: ASS! Hier bleibt aber eine laufende große Vergleichsstudie abzuwarten (Einstein-Choice)
- Folgen fehlender oder unzureichender Kompression: Stauungsödem, Stauungsdermatitis, Ulcus cruris
- Überweisung in eine Gefäßsprechstunde bei negativem D-Dimer nur in seltenen Ausnahmefällen indiziert!

- Thrombosen „aus heiterem Himmel"/unter OAK: V. a. Neoplasie! → Aktualisierung der alters- und geschlechtsspezifischen Vorsorgeuntersuchungen, Thorax-Röntgen, okkultes Blut im Stuhl, Gastroskopie, ggf. auch Koloskopie
- Evtl. sinnvolle bzw. notwendige invasive Untersuchungen inkl. Koloskopie vor Einstellung auf OAK durchführen
- Plötzliche Luftnot/Tachykardie/thorakaler Schmerz (siehe Kap. A3): Lungenembolie?! Diese kann auch das erste Symptom einer TVT sein!

Medizinischer Tipp

- Das Thrombophilie-Screening kann gerade bei spontaner TVT, z. B. bei Antiphospholipid-Syndrom, AT-III-Mangel oder homozygoter Faktor-V-Leiden-Mutation, wichtig sein
- Nicht wenigen (alten, stark beeinträchtigten) Patienten kann die weitere Diagnostik (z. B. ausgedehntere Tumorsuche) und Therapie ambulant nicht zugemutet werden
- Schwankungen der Quick-Werte von Labor zu Labor. Deshalb immer INR („International Normalized Ratio"): Bei TVT/LAE ist ein Zielwert von 2–2,5 ausreichend und sicher
- Nicht auf Antidots verlassen: Vitamin K wirkt bei Vitamin-K-Antagonisten auch erst nach 7 Stunden!

Organisatorischer Tipp

- Strumpf „nach Maß" kann auch ein Konfektionsstrumpf nach genauer Messung sein, nicht unbedingt „individuelle Maßschneiderung" als Einzelanfertigung → Kostenfrage!
- Die Verordnung von Kompressionsstrümpfen (2 Paar/Jahr, bei begründeter Notwendigkeit, z. B. starke Tragebeanspruchung, ggf. auch häufiger) fällt nicht ins Praxisbudget
- Absetzen von OAK und Kompressionsstrumpf *immer* in Absprache mit Gefäßspezialisten
- Verordnung eines CoaguChek®-Gerätes zur Selbstkontrolle des INR bei Dauer-OAK-Therapie mit Vitamin-K-Antagonisten (bei DOACs ist diese Testung *nicht mehr erforderlich!*)
- Bei Fondaparinux und Rivaroxaban kann auf Thrombozyten-Zählung verzichtet werden (keine HIT II!)

Diagnostik

- Gefäßanamnese und Status
- Duplexsonografie: Bestätigung oder Ausschluss TVT (DD: CVI/primäre Varikose, evtl. auch PTS); sehr selten noch notwendig: Phlebografie, KM-CT, Angio/Phlebo-MRT
- Venöse Funktionstests wie Plethysmografie und LRR sind optional, Doppler-Drücke sind wichtig wegen evtl. pAVK-Komorbidität mit möglichen Problemen bei der Kompression
- Wenn nicht schon vorher geschehen, D-Dimer-Bestimmung in Zweifelsfällen (sonografisch schlechte Beurteilbarkeit, problematische Altersbestimmung der TVT)
  - < 400 µg/l: frische Thrombose quasi ausgeschlossen
  - 500 µg/l: kein Thrombosebeweis, da dieses Zerfallsprodukt von Fibrin bei allen Hämatomen und vielen Entzündungen und Tumoren nachweisbar ist (also nur guter negativer Prädiktor)
- Die Thrombophiliediagnostik ist bei stattgehabter Thrombose für den betroffenen Patienten irrelevant, da die Therapie-Algorithmen nicht mehr beeinflusst werden (z. B. Dauer der OAK, wie noch bis vor Kurzem angenommen), kann aber für Familienangehörige interessant sein. Einzig ein Antiphospholipid-Antikörper-Syndrom ist zu bedenken

Therapie

- 1. Kompression, 2. Frühmobilisation, 3. Antikoagulation (siehe „Hausarzt")
- Abwägung stationäre Therapie (siehe „Spezialklinik")

Merke

- Die Wahrscheinlichkeit des Auftretens einer LAE hängt wesentlich vom frühzeitigen *Beginn der Antikoagulation* ab
- Die Wahrscheinlichkeit eines PTS hängt wesentlich vom frühzeitigen *Beginn der Kompression* ab
- 20 % aller „spontanen" Ersthrombosen sind paraneoplastisch

Medizinischer Tipp

- Entscheidung bei TVT: Therapie ambulant/stationär (oft ambulant möglich; bei V. a. LAE und ab 3-Etagen-Thrombose eher stationär → Cave forensische Probleme bei LAE)

- Beachtung der Möglichkeit des Auftretens einer heparininduzierten Thrombozytopenie (HIT II): initial (3 Wochen) bei NMH 2 ×/Woche Thrombozytenzahlkontrolle (entfällt bei Fondaparinux, Rivaroxaban)
- Compliance der Kompressionstherapie (meist reicht ein Kniestrumpf – Messpunkte A–D, immer KKL II)
- Bei Schwangeren: Cumarine kontraindiziert, hier muss eine Langzeitgabe niedermolekularer Heparine erfolgen; Kompression konsequent tagsüber, im 3. Trimenon auch nachts
- Bei initialer Therapie mit Fondaparinux, Rivaroxaban: keine HIT II möglich, d. h. kein Thrombozytenzählen!
- Bei Empfehlung zur zeitlich unbegrenzten OAK (proximale Phlebothrombose bei idiopathischer Genese, aktives Karzinom [ggf. Absprache mit Onkologen!], Rezidiv bei idiopathischer Genese): regelmäßige Risiko-Nutzen-Analyse („dauerhaft" ist nicht zwingend „lebenslang")

Organisatorischer Tipp

- Einstellung der OAK beim Hausarzt, ggf. Schulung zur INR-Selbstmessung organisieren
- Bei Notwendigkeit einer dauerhaften Therapie mit NMH/Fondaparinux bei Kontraindikation für OAK (z. B. Tumor) → Zur Schonung des Arzneimittel-Budgets als „teuren Einzelfall" an Kasse melden!

WICHTIG

Marktbeobachtung der sog. „*New Oral Anticoagulants (NOAC)*" bzw. „*Direct Oral Anticoagulants (DOAC)*":

In den letzten Jahren hat bereits ein Paradigmenwechsel in der Antikoagulation stattgefunden: Bereits auf dem Markt befindlich sind die Faktor-Xa-Inhibitoren Rivaroxaban (Xarelto®) und Apixaban (Eliquis®) bei Venenthrombose sowie der Faktor-II-(Thrombin)-Hemmer Dabigatran (Pradaxa®). Zur aktuellen Zulassungssituation siehe Tabelle auf S. 117 und Kapitel C18. Vorteile: orale Applikation (keine s.c. Injektionen mehr erforderlich!), Compliance-freundlich durch feste Dosierung, kein Gerinnungsmonitoring notwendig, keine diätetischen Einschränkungen, keine Hepatotoxizität. Bezüglich Wirksamkeit und Sicherheit in der Behandlung tiefer Venenthrombosen konnte insbesondere Rivaroxaban in klinischen Studien (siehe „Literatur") überzeugende Ergebnisse zeigen (siehe auch S. 120 bzw. auch Kap. C18). Bei Dabigatran, mehr als bei Rivaroxaban, ist jedoch die Niereninsuffizienz zu berücksichtigen. Mit Edoxaban steht ein weiterer Xa-Inhibitor vor der Markteinführung.

Wirkstoff	Handelsname	VTE-Prophylaxe°	TVT-Therapie
Rivaroxaban	Xarelto®	10 mg 1 × tägl.	Initial (die ersten 3 Wochen): 15 mg 2 × tägl. Danach 20 mg 1 × tägl.[1]
Apixaban	Eliquis®	2,5 mg 2 × tägl.	Keine Zulassung
Dabigatran	Pradaxa®	220 mg 1 × tägl. oder 150 mg 1 × tägl.[2]	Keine Zulassung

Zulassungsstand Deutschland April 2014.

Bei den anderen Indikationen werden zurzeit Phase-III-Studien durchgeführt oder deren Ergebnisse liegen bereits vor.

° Nach elektiven Hüft- oder Kniegelenkersatzoperationen bei Erwachsenen.

[1] Bei Patienten mit Kreatinin-Clearance 15–49 ml/min: 1 × 15 mg in der Langzeittherapie.

[2] Bei Patienten mit Kreatinin-Clearance 30–50 ml/min 1 × 150 mg.

P. S. Mittlerweile ist ein weiterer Xa-Inhibitor (Edoxaban) in Japan zur TVT-Prophylaxe nach TEP-Operationen zugelassen. Edoxaban-Studie zur Therapie der TVT ist abgeschlossen.

Merke

Bei klinischen Problemen mit Patienten unter NOAC:
Rivaroxaban:

- Gerinnungstest:
  - Anti-Xa-Spiegel (spez. Kit)
  - TZ (mit Einschränkung)
- Antidot:
  - PPSB
  - spezielles Antidot in Entwicklung

Apixaban:

- Gerinnungstest:
  - Entwicklung eines speziellen Kits für Anti-Xa-Spiegel bisher noch nicht bekannt
  - TZ (mit Einschränkung)
- Antidot:
  - PPSB

Dabigatran:

- Gerinnungstest:
  - Anti-IIa-Messung (spez. Kit)
  - Cave: INR quasi ohne quantitative Bedeutung (Vitamin K ist hier *kein* Antidot)
- Antidot: fraglich, ggf. FFP, Novo-Seven; nicht Vitamin K
  - Cave: Niereninsuffizienz
- P.S. Vitamin K als Antidot bei Marcumar-Überdosierung wirkt *nicht akut*

Diagnostik

- Aktualisierung und Ergänzung der ambulant erhobenen Vorbefunde
- Duplexsonografie als Kompressionssonografie besonders hilfreich: Flowbeurteilung durch FKDS
- Siehe „Spezialpraxis"; ergänzend kann eine ausgedehntere Malignomsuche, inkl. endoskopischer Untersuchungen, zeitlich kompakt vor der eventuellen Einstellung auf OAK gestaltet werden

Phlegmasia coerulea dolens

- Ausgedehnte tiefe Phlebothrombose mit massiver Abflussbehinderung und konsekutiv stasebedingter Ischämie der Mikrozirkulation sowie Beeinträchtigung der arteriellen Durchblutung
- Klinik: schmerzhaftes Ödem, zyanotische Verfärbung, fehlende periphere Arterienpulse, motorische Schwäche der Extremität

Lungenembolie

- Blutgasanalyse mit Partialinsuffizienz. Echokardiografie zur Feststellung einer rechtsventrikulären Dysfunktion, Spiral-Lungen-CT

Therapie

Siehe „Spezialpraxis" (NMH, Rivaroxaban).

- Bei Niereninsuffizienz: unfraktioniertes Heparin (aPPT-kontrolliert: 60–80 s), oder spiegeladaptiertes NMH unter Faktor-Xa-Monitoring (4 h nach 3. Injektion, Zielwert: 0,5–1,0 Einheiten). Bei Patienten mit einer Niereninsuffizienz und Kreatinin-Clearance zwischen 15 und 49 ml/min wird die Anwendung von Rivaroxaban nach den ersten 3 Wochen in einer Dosierung von 15 mg (statt 20 mg) einmal täglich empfohlen
- Fibrinolyse von TVT ist auch in hoch spezialisierten Zentren zur Rarität geworden (wegen des Blutungsrisikos, aber auch wegen fehlender Langzeiterfolge)
- Bei HIT I wird man zurzeit in aller Regel auf Fondaparinux ausweichen, Danaparoid und Lepirudin sind für HIT II zugelassen (AWMF Leitlinien 2010)
- Bei LAE: stadienangepasst
  a. reine Antikoagulation
  b. Lyse oder
  c. bei hoher Akuität/Intensität sowie ggf. Kontraindikation zur Lyse: operative Desobliteration, wenn Herzchirurgie vorhanden

- Bei isolierten frischen Beckenventhrombosen (keine Venenklappen) auch weniger gravierender Ausprägung kann man selten (z. B. Schwangere) auch eine Operation (Thrombektomie) erwägen

Merke

- Wiederholung einer Sonografie ist kein Luxus (z. B. bei Befundprogredienz, unklaren Vorbefunden)
- Beachte spezielle Krankheitsbilder, wie z. B. aszendierende Varikothrombophlebitis (siehe Kap. C12)
- Lungenperfusionsszintigrafie und Pulmonalisangiografie haben in der Diagnostik der LAE keinen hohen Stellenwert mehr
- Keine Phlebografie ohne vorherige Duplexsonografie!

Medizinischer Tipp

- Am Unterschenkel sind Duplexsonografie und Phlebografie nicht immer sicher aussagefähig
- Die sog. Thrombose- oder Bettstrümpfe sind schon zur TVT-Prophylaxe ungeeignet, zur Therapie erst recht
- Auch im Krankenhaus sind durch Einzug von Faktor-II- (Dabigatran) und -Xa-Inhibitoren (Rivaroxaban) Paradigmenwechsel zur Antikoagulation mit allen Indikationen zu erwarten; es wird einfacher werden (siehe „Spezialpraxis“)
- Zumindest derzeit: keine Anwendung der NOACs in der Schwangerschaft

Literatur

- Interdisziplinäre S2-Leitlinie: Diagnostik und Therapie der Venenthrombose und der Lungenembolie. VASA 2010; 39 (Suppl 78): 1–39.
- Leitlinien DGA (AWMF 6/2010). Entspricht: Interdisziplinäre S2-Leitlinie: Diagnostik und Therapie der Venenthrombose und der Lungenembolie. VASA 2010; 39 (Suppl 78): 1–39.
- S3-Leitlinie: Prophylaxe der venösen Thromboembolie (AWMF: 003/001; 18.3.2009). VASA 2009; 38 (Suppl 76): 1–131.

Aktuelle Phase-III-Studien

Zu Rivaroxaban:
Abgeschlossen:
„EINSTEIN-DVT" zur Behandlung akuter TVT
„EINSTEIN-PE" zur Behandlung akuter Lungenembolie
„EINSTEIN EXT" zur Sekundärprophylaxe von Rezidivereignissen durch verlängerte Therapie
Laufend:
„EINSTEIN Choice" zur Langzeit-Sekundärprävention von Rezidiven nach Akutbehandlung von VTE
„EINSTEIN Junior" zur Behandlung von VTE bei Kindern
Zu Dabigatran:
„RE-COVER" und „RE-COVER 2" zur Behandlung akuter TVT
„RE-MEDY" und „RE-SONATE" zur VTE-Rezidivprophylaxe
Zu Apixaban:
„AMPLIFY" zur akuten VTE-Behandlung,
„AMPLIFY EXT" zur VTE-Rezidivprophylaxe
Zu Edoxaban:
„HOKUSAI VTE" zur akuten VTE-Behandlung
Weitere Informationen verfügbar unter www.clinicaltrials.gov

C14 Chronisch venöse Insuffizienz (CVI) des tiefen Venensystems mit postthrombotischem Syndrom (PTS)

G GRUNDLAGEN

- Funktion des Venensystems
  - Blutrückstrom (Transportfunktion): zu ca. 90 % über das tiefe, zu ca. 10 % über das oberflächliche Venensystem
  - Blutspeicherung (kapazitive Funktion)
  - Thermoregulationsfunktion (vor allem oberflächliche Venen)
- Faktoren des venösen Rückstroms – 3 „treibende" Kräfte
  - vis a tergo: arterieller Druck
  - vis a fronte: Atmung („abdominothorakale Zweiphasenpumpe")
  - Unterschenkel-Muskelpumpe
- Funktion gesunder Venenklappen
  - Durchlässigkeit des Blutstroms in zentripetaler Richtung
  - Verschluss der Klappen in zentrifugaler Richtung („Rückschlagventile")

Stadien der CVI (modifiziert nach Widmer):

I	Gering- bis mittelgradiges Ödem, Corona phlebectatica paraplantaris („Kölbchenvenen"), retikuläre Varizen distal des Innenknöchels
II	Ödem, Induration des Epifaszialraumes, Hyperpigmentierungen bis hin zur Dermatofasziosklerose
IIIa	Narbig abgeheiltes Ulcus cruris
IIIb	Florides Ulcus cruris

Pathophysiologie

Die CVI entsteht durch einen pathologisch erhöhten Druck in den vor allem oberflächlichen Venen. Dieser liegt normalerweise bei 20–30 mmHg, steigt jedoch durch venöse Thrombose bzw. primär oder sekundär erkrankte (tiefe) Venenklappen deutlich an. Der venöse Hochdruck entsteht also durch eine thrombotisch bedingte venöse Abflussstörung und/oder durch einen vermehrten venösen Rückfluss bei zerstörten (tiefen) Venenklappen.

Bei dauerhaft erhöhtem venösem Druck entstehen auch Kapillarwandschäden. Hierdurch kommt es u. a. zu einem verminderten Gasaustausch mit kutaner Hypoxie und Gewebeschäden.

Epidemiologie

- Es sind mehr Frauen (17–72 %) als Männer (4,2–38 %) venenkrank
- Risikofaktoren: Geschlecht, Alter, Übergewicht, Geburten, genetische Belastung
- Keine eindeutigen Risikofaktoren sind: Art des Berufes (sitzende, stehende, gehende Tätigkeit), Körpergröße, Nikotinabusus, Alkoholkonsum
- Bonner Venenstudie (Rabe et al. 2003):
  - nur ca. 10 % der Erwachsenen ohne Zeichen einer venösen Insuffizienz (13,6 % Männer, 6,4 % Frauen)
  - 59 %: Besenreiser, Teleangiektasien
  - 20 % (Männer) bis 25 % (Frauen): Varizen ohne Hautveränderungen
  - 5 % schwere CVI: Ekzem, Dermatoliposklerose, Ulcus cruris
- Vgl. auch Tübinger Studie (Fischer 1981): 13 % der Erwachsenen mit schwerer CVI

Diagnostik

- Symptome
  - familiäre Belastung, Schwellung oft mit nächtlicher Rückbildung vorwiegend an Unterschenkel/Knöchel, diverse Schmerzen, Unruhe der Beine, nächtliche Krämpfe, Kribbeln, ästhetische Unzufriedenheit
  - DD: Lymphödem
- Zeichen
  - siehe „Grundlagen" → Stadien
- Apparative Diagnostik:
  - Maßband-Umfangsmessung an drei definierten Beinpunkten bds. (auch zur Verlaufskontrolle)
  - Messung der Doppler-Drücke zum Ausschluss einer pAVK

Therapie

- Mobilisation (Gehen, Schwimmen) zur Förderung des venösen Rückstroms
- Beinhochlagerung, wenn möglich
- Kompressionsbehandlung: Erhöhung des Gewebedruckes, Gewebeentstauung, Ödemprophylaxe initial mit Kurzzugbinden, später Übergang auf Strumpf mit korrekt angepasstem medizinischem Konfektions- oder maßangefertigtem Kompressionsstrumpf (Kompressionsklasse II)
- Bei phlebologischer Indikation: eher Rundstrickstrumpf
- Bei lymphologischer Indikation (auch am Arm): immer Flachstrickstrumpf

Merke

- Venenmittel (Rosskastanie, Rotes Weinlaub u. a.) haben eine nur minimale ödemprotektive Wirkung und sind nicht verordnungsfähig zulasten der GKV, auch ersetzen sie nicht die suffiziente Kompressionsbestrumpfung
- ASS ist *nicht* wirksam, auch nicht zur Thromboseprophylaxe
- Folgen einer nicht oder unzureichend behandelten CVI sind Stauungsödem, Stauungsdermatitis, Ulcus cruris
- Ein Kompressionsverband ist kontraindiziert bei fortgeschrittener pAVK mit Verschlussdruck unter 80 mmHg
- Besser gehen als stehen, besser liegen als sitzen

Medizinischer Tipp

- Bei Compliance-Problemen („vertrage ich nicht", „zu stramm", „kriege ich nicht an"): lieber gleich Unterschenkel-Kompressionsstrumpf Kompressionsklasse II, (Messpunkte A–D = Unterschenkel- bzw. Kniestrumpf); nur bei spezieller Indikation: A–G, also Oberschenkelstrumpf mit Haftband (z. B. nach Varizen-OP, siehe Kap. „Varikose") → „Besser den Kniestrumpf am Bein als den Oberschenkelstrumpf im Schrank!"
- Auf Rezept vermerken: Indikation, Anzahl (z. B. „1 Paar"), Länge, Kompressionsklasse (KKL), ggf. individuelle Maßanfertigung
- Initiierung einer (komplizierten) Ulkustherapie immer in Absprache mit dem Gefäßmediziner
- Immer *feuchte* Ulkusbehandlung! Keine Salben, keine trockenen Kompressen
- Ca-Antagonisten können Unterschenkelödeme verschlimmern

Organisatorischer Tipp

- Kompressionsstrümpfe (2 Paar/Jahr, bei begründeter Notwendigkeit, z. B. starke Tragebeanspruchung, ggf. auch häufiger) fallen nicht ins Praxisbudget!

Diagnostik

- Anamnese: (siehe auch Hausarztseite), zudem besonderes Augenmerk auf Begleiterkrankungen (z. B. Diabetes mellitus, AVK, Polyneuropathie, rheumatischer Formenkreis), Medikamenteneinnahme, berufliche Belastung, Phlebitiden, Thrombosen, phlebologische Vorbehandlungen
- Inspektion, Palpation, venöser und arterieller Status, ggf. Ulkusbeurteilung (siehe unten)
- Apparativ: Plethysmografie (LRR, D-PPG, VVP), ggf. mit Tourniquet-Test, Duplexsonografie des oberflächlichen und tiefen Venensystems; bei speziellen Fragestellungen (äußerst selten): Phlebografie

Therapie

- Kompressionstherapie: phlebologischer Kompressionsverband, phlebologischer Kompressionsstrumpf, (siehe auch „Hausarzt", zudem ggf. apparative intermittierende Kompressionstherapie (AIK)
- Physikalische Therapie: kontrolliertes Gehtraining, krankengymnastische Mobilisierung (v. a. Sprunggelenk)
- Bei sekundärem Lymphödem: manuelle Lymphdrainage, AIK, ggf. KKL III/Flachstrick
- Operative Therapie (Ausschaltung insuffizienter Abschnitte des epifaszialen Venensystems und deren Verbindungen zum tiefen Venensystem durch Krossektomie und Ligatur insuffizienter Perforantes)
- Sklerosierungstherapie (flüssig, Schaum)
- Ggf. Antikoagulationstherapie: siehe Kapitel C3. Ausnahme: Rivaroxaban ist für diese Indikation (chronisch venöse Insuffizienz) nicht zugelassen
- Ein Ulcus cruris wird als therapieresistent bezeichnet, wenn keine Heilungstendenz innerhalb von 3 Monaten festzustellen ist; zu den Therapieprinzipien siehe „Spezialklinik"

Merke

- Unterscheidung primäres/sekundäres Lymphödem: siehe Kapitel C16
- Strenge Indikationsstellung zur OP der (sekundären?!) Varizen; cave: dilatierte Kollateralvene (keine OP wegen ihrer möglichen Funktion als unabdingbarer Rückflussweg des venösen Blutes bei PTS → FKDS-Diagnose am stehenden Patienten!)

Medizinischer Tipp

- Bei Ulcus cruris, besonders am Malleolus medialis → Kompression unter Verwendung von Pelotten; deutliche Verbesserung der Compliance durch spezielle Ulkusstrümpfe (z. B. Ulcer-Kit)
- Strumpf-Verordnungshinweise: siehe „Hausarzt"

Organisatorischer Tipp

- Fotodokumentation der Ulzera in 4-wöchigen Abständen als Abrechnungsbedingung laut EBM
- Chronische Ulkustherapie kann neben dem medizinisch-inhaltlichen auch leicht zu einem budgettechnischen Problem des niedergelassenen Arztes werden, sodass hier eine stationäre Einweisung vor allem in eine angiologische Abteilung sinnvoll ist

SPEZIALKLINIK

- Quantitativ untergeordnete Rolle der stationären Behandlung bei CVI/PTS
- Hauptsächlich bei therapieresistenten Ulzera und komplexen Venenexhairesen

Diagnostik

- Differenzialdiagnostik bzgl. arterielles Ulkus (Stadium IV der AVK) (→ Doppler-Druckmessung), Vaskulitis (→ Ulkusrandbiopsie); diabetisches Fußulkus; neuropathisch bedingtes Ulkus
- Ulkusbeurteilung nach den Kriterien: Ausdehnung, Tiefe, Wundumgebung, Wundgrund, Wundrand → cave: Wundrandkarzinom
- Das A und O jeder apparativen Venendiagnostik ist eine detaillierte FKDS-Untersuchung

Therapie

- Kompressions- und Bewegungstherapie (siehe auch „Hausarzt" und „Spezialpraxis"): in der Spezialabteilung wesentlich intensiver, ggf. auch mit physiotherapeutischer Unterstützung inkl. Lymphdrainage
- Lokaltherapie: grundsätzlich feuchte Wundbehandlung mit z. B. Hydrokolloidverbänden, Polyurethan-Schaumstoffen, Hydrogelen, ggf. wirkstofffreien Fettgazen; keine Salben im Ulkusgebiet (allenfalls zur Verhinderung der Mazeration der Wundumgebung, z. B. Zinksalbe): hohe Allergiegefahr! Wundreinigung hauptsächlich mit Kochsalzlösung, Entfernung der fibrinösen und/oder nekrotischen Beläge ggf. in Narkose; Madentherapie, Vakuumsaugverband
- Operative Therapie
  - kausal: Ausschaltung epifaszialer Refluxstrecken: Varizen-OP, ggf. endovaskulär, und/oder Schaumsklerosierung (ggf. lokal in Ulkusumgebung: Verödungstherapie der „Nährvenen")
  - lokal: SHAVE-Therapie bei Dermatofasziosklerose: tangentiale Abtragung des trophisch gestörten Gewebes und Defektdeckung mit autologem Mesh-Graft, Ulkusexzision, Débridement, subfasziale endoskopische Perforansdissektion (Endoskopie)
- Kleinere saubere Ulzera können auch mit sog. Pinch-Grafts bettseitig in Lokalanästhesie gedeckt werden
- In aller Regel muss die Wunde vor Deckung mit Haut weitgehend keimfrei sein – besonders problematisch sind Pseudomonas und MRSA

Literatur

- Leitlinien der DGP 037/011. Leitlinien zur Diagnostik und Therapie der CVI, 30.5.2007. www.phlebology.de
- Rabe et al. Bonner Venenstudie. Phlebologie 2003; 1: 1–14.

- S1-Leitlinie: Medizinischer Kompressionsstrumpf (im Auftrag der DGP). Phlebologie 2004; 33: 139–44.
- S3-Leitlinie: Diagnostik und Therapie des Ulcus cruris venosum (AWMF 037-009, DGP 1.8.2008). www.awmf.org/leitlinien/detail/II/037-009.html

C15 Lipödem

G GRUNDLAGEN

Definition

- Symmetrische Unterhautfettgewebsvermehrung überwiegend der unteren Extremitäten; selten (~30 %) auch der oberen Extremitäten
- Chronische und meist progrediente Erkrankung, ausschließlich bei Frauen auftretend
- Ätiologie unklar; eine genetische Disposition wird vermutet

Differenzierung gegenüber Lymphödem, reiner Adipositas und Lipohypertrophie

- Das Lipödem zeichnet sich durch eine deutliche Berührungsempfindlichkeit, Berührungsschmerzen und Hämatomneigung aus
- Im fortgeschrittenen Stadium kann durch eine Lymphangiosklerose eine sekundäre Lymphabflussstörung entstehen (Lipolymphödem). Spätestens in diesem Stadium unterscheidet sich die konservative Therapie kaum von der des Lymphödems

Typen

Typ I: Fettgewebsvermehrung im Bereich von Gesäß und Hüften (Reithosenphänomen)
Typ II: Das Lipödem reicht bis zu den Knien, Fettlappenbildungen im Bereich der Knieinnenseite
Typ III: Das Lipödem reicht von den Hüften bis zu den Knöcheln
Typ IV: Arme und Beine sind bis zu den Handgelenken/Knöcheln, also mit Ausnahme der Füße und Hände, betroffen
Typ V: Lipolymphödem mit vermehrter Wassereinlagerung in Hand- und Fußrücken sowie Fingern und Zehen

Stadien der Hautveränderungen

Stadium 1: feinknotige Hautoberfläche, umgangssprachlich Orangenhaut
Stadium 2: grobknotige Hautoberfläche mit größeren Dellen, medizinisch auch „Matratzenphänomen"
Stadium 3: große, deformierende Hautlappen und -wülste

Merke

- Formvarianten, die nicht dem gängigen Schönheitsideal entsprechen, aber keine somatischen Beschwerden auslösen, sind von der Diagnose Lipödem abzugrenzen

Diagnostik

- Die Diagnose ist eindeutig eine klinische. Apparative Methoden sind aus unserer Sicht überflüssig. Eine Differenzierung des Ödems in primär und sekundär, wie beim Lymphödem, gibt es nicht
- Anamnese: Familienanamnese, Vorerkrankungen, periphere arterielle Durchblutungsstörungen, Varikose, Immobilisation aufgrund orthopädischer oder neurologischer Erkrankungen, Medikamenteneinnahmen, Komorbiditäten
- Symptome: Bei langfristigem Verlauf Schmerzhaftigkeit, Berührungsempfindlichkeit, Hämatome, häufig auch spontan angegeben. Mitunter Reibungsschmerz und Hautentzündungen an den sich berührenden Oberschenkeln. Im Spätstadium droht verminderte Mobilität dadurch weitere generelle Adipositas
- Inspektion: Umfangsmessung der Beine, Rechts-links-Vergleich, sichtbare Ödeme, Hautveränderungen, auch Hämatome. Hautinfektionen möglich. Füße in Hinsicht auf Ödembildung fast immer ausgespart. Typische Ansicht: „Säulenbein" oder muffartig gegenüber dem normal erscheinenden distalen Extremitätenanteil („Türkenhosenphänomen", Reithosenphänomen). Mit zunehmendem Alter liegt fast immer allgemeine Übergewichtigkeit vor. Aber mitunter auch dann noch messbare Diskrepanz zwischen Rumpf und Beinen. Sind die Arme beteiligt, gibt es das sogenannte „Popeye-Zeichen" (massive Fettansammlung in den Oberarmen täuscht starken Bizeps vor, „Popeye" = amerikanische Comicfigur)
- Palpation: Typisch ist die Druckschmerzhaftigkeit des Ödems (trigger points Innenseite der Oberschenkel, ober- und unterhalb des Knies), Stemmer-Zeichen fast immer negativ! Ausnahme bei zunehmendem Lipolymphödem. Ödemkonsistenz typisch schwammig-elastisch
- Komorbiditäten ausschließen: Pulsstatus (Palpation), Varikose (Sichtdiagnostik, Palpation) Begleiterkrankung Lymphödem ausschließen oder Lipolymphöden deklarieren

Therapie

- KPE (komplexe physikalische Entstauung), manuelle Lymphdrainagen und Kompression, auch intermittierende maschinelle Kompression und adäquate Bestrumpfung
- Die Therapiemaßnahmen unterscheiden sich im konservativen Teil nicht von denen der Lymphödempatienten (siehe Kap. C16)

Merke

- Hausarzt kann die Diagnose sicher stellen
- Abnehmen hilft nicht gegen das Lipödem, ist bei fast immer vorhandener Adipositas trotzdem sinnvoll
- Bereits nach kurzer intensiver KPE kann die Schmerzsymptomatik gebessert sein. Eine chronische Behandlung ist trotzdem meist erforderlich. Ein Lipödem ist behandelbar, aber nicht heilbar

Diagnostik

- Erweiterte Diagnostik und Therapiehinweise
- Klinische Untersuchung sichert die Diagnose
- Apparative Diagnostik ergibt keine neuen Aspekte
- Allenfalls Komorbiditäten ausschließen: FKDS (CVI, pAVK)

Therapie

- Apparative intermittierende Kompression (AIK)
  - kann zusätzlich zur Basistherapie in Kombination mit KPE eingesetzt werden
  - insbesondere bei beginnendem Lipödem gute Erfolge
  - Fettgewebe wird mobilisiert und durch das gesunde Lymphsystem abtransportiert
- Bei Verdacht auf Lymphabflussstörung muss zusätzlich eine manuelle Lymphdrainage angesetzt werden. Die Frequenz der manuellen Lymphdrainagen kann jedoch vermindert werden (Argument zur Kostenerstattung durch die Krankenkassen!)
- Überweisung in die Fachkliniken bei schwersten Verläufen, Compliance-Problemen
- Chirurgische Therapie (Liposuktion) in Einzelfällen durchaus sinnvoll

Organisatorischer Tipp

- Die finanzielle Erstattung bei chirurgischer Therapie sollte vorher bei der Krankenkasse beantragt werden; dieses Verfahren kann sich zäh gestalten

Diagnostik

Siehe „Hausarzt" und „Spezialpraxis"

Therapie

- Diese Spezialklinik hat die Aufgabe der Initialtherapie bei schwerem Lipödem, bei Compliance-Problemen sowie bei massiven Befunden. Oft sind auch Wiederholungen nach bestimmten zeitlichen Abständen sinnvoll
- Intensivierung der Therapie:
  - täglich zweimal manuelle Lymphdrainage
  - ärztlich kontrollierte Gewichtsreduktion durch Ausdauertraining und ärztlich überwachte Diät
- Chirurgische Therapie/Liposuktion
  - Liposuktion in Tumeszenslokalanästhesie, nur durch den Spezialisten!
  - Indikation: massive Veränderungen mit funktionseinschränkenden extremen Veränderungen an den Beinen → Versuch der Liposuktion oder der Liposkulptur-OP (plastische und kosmetische Chirurgie)
  - Diese Behandlungen werden bisher von den Krankenkassen weitgehend als kosmetische Operationen angesehen. Die Kosten für diese operativen Maßnahmen sind deshalb, abgesehen von Ausnahmen, vom Patienten zu tragen

Literatur

- S1-Leitlinie: Lipödem (AWMF 037/012, Volltext online, Stand 06/2009 DGP).

C16 Lymphödem

G GRUNDLAGEN

Etwa 2 l Lymphe pro Tag werden überwiegend passiv im klappentragenden Lymphgefäßsystem fortbewegt. In der Lymphflüssigkeit finden sich Fette, Zelltrümmer, Fremdkörper, Bakterien und Stoffwechselendprodukte. Die zwischengeschalteten Lymphknoten sind die „Wachtürme", „Filteranlagen" oder „Kläranlagen" des Lymphsystems.
Vor allem bei bakteriellen Infektionen können die Lymphknoten schmerzhaft anschwellen. In der Gefäßmedizin treten sekundäre Lymphödeme häufig nach Gefäßoperationen auf, insbesondere nach Bypass-OPs.

- Primäres Lymphödem
  - oftmals beidseitiger oder asymmetrischer Befall (Differenzialdiagnose gegenüber dem immer symmetrisch auftretenden Lipödem)
  - Ursache ist nicht feststellbar (eine genetische Komponente ist anzunehmen)
- Sekundäres Lymphödem
  - lokale Lymphabflussstörung infolge einer Vorkrankheit (Tumorerkrankungen, Operationen oder Infektionen mit nachfolgender Zerstörung der Lymphgefäße z. B. nach Erysipel)

Stadieneinteilung

- Stadium 1, das reversible Stadium: eiweißreiches Ödem, leichte Fibrosklerose des Gewebes. Noch eindrückbares Ödem, weich. Morgens häufig reduziert. Stemmer-Zeichen kann positiv sein
- Stadium 2, das irreversible Stadium: Fibrosklerose, Fettgewebsproliferation. Verhärtetes, mitunter schmerzhaftes Ödem. Keine morgendliche Ödemreduktion. Das Ödem ist hart und reagiert auf Hochlagern nicht mehr mit Abschwellung
- Stadium 3, Elephantiasis: ausgedehnte Fibrosklerose und Fettgewebsproliferationen

Diagnostik

- Anamnese: zur grundsätzlichen, aber natürlich nur näherungsweisen Differenzierung des Ödems (primäres oder sekundäres Lymphödem)
- Inspektion, Blickdiagnose: verdickte Hautfalten im Vorfußbereich, Papillomatose, Hyperkeratose, oft Pilzbefall, Erythrodermie, Erythem, Erysipel
- Palpation: Stemmer-Zeichen positiv. Wenn Lymphknoten palpabel → Hinweis auf sekundäres Lymphödem
- Ödemkonsistenz: Differenzialdiagnose zu Herzinsuffizienz, venöse Insuffizienz, fehlende Dellenbildung des Lymphödems
- Zusätzliche Untersuchungen:
  - Gefäßstatus: Fußpulse palpabel? Sonst Möglichkeit der Kompression eingeschränkt
  - internistischer Befund: Ausschluss kardialer und nephrogener Ödeme
  - Tumorsuche: bei Verdacht auf ein sekundäres Lymphödem

Therapie

- Das A und O sind Entstauungstherapien → siehe „Spezialklinik"
- Eine kausale medikamentöse Therapie gibt es nicht!
- Behandlung der Komplikation Erysipel durch Antibiotika wie Penicillin oder Cephalosporine

Merke

- Das Lymphödem ist eine klinische Diagnose! Apparative Methoden derzeit überflüssig
- Ist das Stemmer-Zeichen positiv, ist das Lymphödem praktisch bewiesen!
- Eine Adipositas, Lipohypertrophie und Cellulitis als Lymphödem zu deklarieren und zu behandeln, führt zu unvereinbaren Kosten für die Krankenkassen. Patienten mit diesen Erkrankungen empfinden die manuellen Lymphdrainagen zwar als angenehm und vermeintlich als nutzbringend. Sie sind daher schwer von der notwendigen Beendigung der Therapie zu überzeugen!
- Cave! Diuretika bei nachgewiesenem Lymphödem sind kontraindiziert – bei langzeitiger Anwendung kommt es sogar eher zur Verstärkung der Fibrosierung

Organisatorischer Tipp

- Dem behandelnden Hausarzt sind durch das Heilmittelbudget harte Grenzen in der Verordnung von Entstauungstherapien gesetzt. Eine überdurchschnittlich hohe Patientenzahl mit Verordnungen zur komplexen physikalischen Entstauung (KPE) ist dagegen eine Praxisbesonderheit, die geltend gemacht werden kann
- Fotodokumentation ist als Argumentationshilfe gegenüber den Kassen hilfreich
- Die diagnostische Abklärung und später die Bewertung des Therapieverlaufs sowie die langfristigen Verordnungen (MLD) sollten in Absprache/Kooperation mit den (wenigen) Zentren für Lympherkrankungen erfolgen!

Diagnostik

- Klinisch: Siehe „Hausarzt"
- Apparative Diagnostik: Sonografie/FKDS der Subkutis → erweiterte Lymphspalten; zudem Ausschluss einer peripheren arteriellen Verschlusskrankheit oder einer venösen Insuffizienz; evtl. findet man sonografisch auch eine Ursache für ein sekundäres Lymphödem

Therapie

Siehe „Spezialklinik".

Medizinischer Tipp

- Die apparative intermittierende (pneumatische) Kompression (AIK) kann zusätzlich zur Basistherapie, zeitlich begrenzt und wegen der Gefahr der zentralen Ödematisierung (Genitallymphödem) in Kombination mit KPE eingesetzt werden. Gute Erfolge bei leichtem Lymphödem. Die AIK kann bei jüngeren mobilen Patienten die Frequenz der KPE vermindern helfen und somit auf längere Sicht Kosten sparen

Organisatorischer Tipp

- Manuelle Lymphdrainage
  - In der Heilmittelverordnung (Heilmittelrichtlinien, Heilmittelkatalog) sind nach Schwere und Verteilung des Lymphödems unterschiedliche Verordnungsformen möglich. Vorerst werden verschiedene Zeiten für die Behandlungen angegeben: 30 Minuten (Rumpf und 1 Extremität), 45 Minuten (Rumpf und 2 Extremitäten) und 60 Minuten (Rumpf und 4 Extremitäten). Bei besonders schweren Befunden kann begründet auch die nächsthöhere Stufe verordnet werden. In den angegebenen Zeiten ist die Kompression der Extremitäten enthalten. Die ersten Behandlungen der KPE werden im Regelfall verordnet: Das bedeutet 6 Behandlungen, dann ärztliche Kontrolle. Der Regelfall (RF) ist definiert als maximale Versorgungsmenge, die bei einem Durchschnittspatienten mit einer gegebenen Indikation zur Heilmittelversorgung ausreicht, um das Therapieziel zu erreichen (Heilmittelkatalog). Nach 3 Zyklen mit je 6 manuellen Lymphdrainagen ist der RF beendet. Dann kann die Behandlung außerhalb des RF beantragt werden. Diese beinhaltet 12 bis höchstens 24 Behandlungen. Auf dem Heilmittelrezept ist eine Begründung für die Behandlung außerhalb des RF jedes Mal zu vermerken. Zu einer Kontrolle des Behandlungsergebnisses ist der verordnende Arzt nach jeweils 12 Wochen verpflichtet. Nach einer abgeschlossenen

Behandlung im RF tritt ein erneuter RF nach 12 Wochen therapiefreier Zeit ein. Entscheidungsparameter: Grad und Ausdehnung des Lymphödems, Compliance des Patienten

- Bei Verordnung außerhalb des RF detaillierte Dokumentation und Therapiekontrolle empfohlen!
- Ein chronisches primäres Lymphödem kann man nicht innerhalb des RF behandeln! Ein postoperatives sekundäres Lymphödem erfolgt dagegen häufiger innerhalb des RF. Der RF wird für die jeweilige Indikation festgelegt
- Zur Vermeidung der zu erwartenden Bürokratie haben sich die meisten Krankenkassen von der Genehmigungspflicht der Behandlungen außerhalb des RF befreit. Trotzdem verbleibt für den verordnenden Arzt bei Überschreitung der Richtgrößen eine Regressgefahr.

- Kompressionsstrümpfe
  - Bei Erstversorgung mit Kompressionsstrümpfen stehen dem Patienten 2 Paar Strümpfe auf Rezept zu (Wechselmöglichkeit). Halbjährlich weitere Versorgung mit je einem Paar. Bei Lymphödem ist auch eine zusätzliche Versorgung durch Antrag an die Krankenkassen möglich!

Diagnostik

Siehe oben.

Therapie

- Therapieziele: Verbesserung des Lymphabflusses, Verminderung der Fibrosierung, Verhinderung der Bindegewebsvermehrung, Vermeidung von Immobilität, Verbesserung der Lebensqualität
- Grundlage der Behandlung: komplexe physikalische Entstauungstherapie (KPE)
  - Inhalt der KPE: manuelle Lymphdrainagen und Kompression, fakultativ auch Bewegungsübungen
  - Initiale KPE-Behandlung möglichst intensiv
  - Behandlungszeit pro Bein 60 min, inkl. Bindenapplikation. Später 1–3 Anwendungen pro Woche
- Strumpfversorgung
  - Bei Lymphöden flachgestrickte Strümpfe! Eine Ausnahme bildet die kurzzeitige Behandlung eines sekundären Lymphödems, z. B. eines Lymphödems nach peripherer Bypass-OP bei einer pAVK (sog. Hyperperfusions-Syndrom)
  - Mindestversorgung: Kniestrümpfe mit Spitze oder offen mit Zehenkappen
  - Maximalversorgung: Strumpfhose oder Kombination von Caprihose und Kniestrumpf bzw. Bermudahose und Strumpf bis zur Leiste
- Bei der stationären Behandlung geht es zumeist um die Erstbehandlung eines fortgeschrittenen Befundes oder Behandlung therapieresistenter Fälle bei ausgereizter ambulanter Behandlung
- Chirurgische Therapien sind in ihrem nachhaltigen Erfolg sehr umstritten

Merke

- Beschränkung der Lymphdrainagen auf die Beine oder Arme ist ein Therapiefehler! Reihenfolge der Lymphdrainage kontrollieren: Halsbereich, Thorax, Abdomen, dann die Beine bzw. Halsbereich, dann Arme
- Der verordnende Arzt sollte den Ablauf und auch die Einhaltung der Behandlungszeit kontrollieren!
- Manuelle Lymphdrainagen ohne Kompression sind medizinisch und wirtschaftlich unsinnig!

Literatur

- Leitlinien Lymphödem, Leitlinien der Gesellschaft deutschsprachiger Lymphologen (AWMF-Online, letzte Überarbeitung 2009)

C17 Gefäßmissbildungen/Vaskuläre Malformationen

G GRUNDLAGEN

Definition

Eine Gefäßmissbildung/Gefäßmalformation/Angiodysplasie ist eine Fehlbildung eines oder mehrerer Blut- oder Lymphgefäße. Hämangiome sind embryonale Tumoren mit Endothelproliferation und sekundärer Ausbildung von Gefäßlumen. Echte Gefäßmissbildungen hingegen sind zwar auch fast immer angeboren, sind aber primäre Fehlbildungen des Blut- oder Lymphsystems und werden meist proportional zum Körperwachstum größer, Hämangiome regredieren meist in den ersten 6–10 Lebensjahren.

Einteilung

- Nach Ätiologie (arteriell, arteriovenös, venös-kapillär, lymphatisch, Mischformen), Fluss (high vs. low flow), Pathoanatomie/Ausdehnung (trunkulär vs. nicht trunkulär).
- Selten: bösartige Gefäßtumoren (Angiosarkome)
- Gefäßmissbildungen sind in der angiologischen Alltagsarbeit selten, sind selten symptomatisch (10–15 %) und damit behandlungsbedürftig
- Sichtbare (kutane Beteiligung) Formen vs. nicht sichtbare (z. B. intestinale, spinale/zerebrale) Formen
- Häufig kutanes infantiles Hämangiom (2–3 % aller Geburten, Frühgeborene bis 10 %)
- Sonderformen der großen Gefäße: Coarctatio aortae, Vena-cava-Fehl-/Nichtanlagen
- Einteilung nach eponymischen Syndromen (z. B. Klippel-Trenaunay, Parkes-Weber etc.) verliert an Bedeutung; wichtiger die o. g. Kriterien und damit die Einteilung nach Belov (siehe unten)

Diagnostik

- Anamnese: Familienanamnese? Beginn? Gliedmaßenunterschiede/Gangstörungen? Sehstörungen (Angiomatosis retinae)? Zerebrale Symptome? Ulcus cruris? Gewichtsabnahme? Gastrointestinale Blutung?
- Klinik: lokalisationsabhängig – v. a. Schmerz, Längen-/Umfangsdifferenz einer Extremität
- Apparativ: Erstdiagnostik FKDS, dann Entscheidung über weitere Diagnostik (MRT/CT, DSA, Phlebografie, andere) durch Facharzt oder Zentrum

Komplikationen

- Extremitätenhypertrophie/-dysmorphie, kosmetische Deformation und psychischer Leidensdruck, Blutung, Ulzeration, Thrombosierung, manifeste/drohende Extremitätenischämie, High-output-Herzinsuffizienz, venöse Stauung, Kompression angrenzender vitaler Organe, Verbrauchskoagulopathie/Anämie

Therapie

- Stadienadaptiert, konservativ vs. endovaskulär/interventionell/medikamentös/Laser; nur in Einrichtungen mit ausgewiesener Expertise, vorzugsweise Gefäßzentren
- Häufig interdisziplinäre Therapie (je nach Lage Einbeziehung des Organchirurgen) und Mehrfacheingriffe nötig

Diagnostik

- Anamnese: frühere Behandlung einer Gefäßmissbildung? Alter? Hinweise auf Herzinsuffizienz/Synkopen/epileptische Anfälle? Junge Patienten mit ausgeprägten Varizen/Umgehungskreisläufen/fehlenden Pulsen einer oder mehrerer Extremitäten? Längen-/Umfangsdifferenz von Extremitäten?
- Inspektion: sichtbare vaskuläre Tumoren? Atypische Venen der unteren Extremität? Pulse?
- Orientierender FKDS, ggf. auch Abdomen-Ultraschall

Therapie

- Ersttherapie nur durch Facharzt oder Zentrum → Überweisung
- Folgetherapien (z. B. Kompression, KG, Ergotherapie) und Überwachung auch durch Hausarzt durchführbar

Merke

- An die Möglichkeit einer Gefäßmissbildung auch im Erwachsenenalter denken!
- Viele Gefäßmissbildungen werden lange Jahre orthopädisch (bei vaskulärer Arthropathie, Hauert-Syndrom), internistisch (z. B. Hypertonus nur an oberer Extremität) oder dermatologisch fehldiagnostiziert/-therapiert. Rezidivierende GI-Blutungen → an M. Osler (hereditäre hämorrhagische Teleangiektasie; HHT) denken; auch pulmonale Manifestation mit Rechts-links-Shunt möglich

Medizinischer Tipp

- Probleme: Beschwerden oft unspezifisch, „habe ich schon so lang, man kann sowieso nichts mehr machen" → Neue OP-, Laser- und Embolisationstechniken haben das Spektrum behandelbarer symptomatischer Gefäßmissbildungen wesentlich erweitert
- Benigne kutane Hämangiome mit Rückbildung innerhalb der ersten 10 Lebensjahre sehr häufig, aber meist pädiatrisches Krankheitsbild (Betablocker als neue Therapieoption)
- Bei V. a./Unsicherheit bezüglich einer vermuteten Gefäßmissbildung lieber einmal zuviel zum Facharzt überweisen

SPEZIALPRAXIS

- Die Hauptaufgaben des ambulanten Gefäßspezialisten sind die Diagnosestellung und die vorläufige Einteilung nach beteiligten Gefäßen, Darstellung der Ausdehnung und Einleitung einer gerichteten weiteren Diagnostik

Diagnostik

- Wie Hausarzt, zusätzlich
- FKDS mit vorläufiger Einteilung nach Belov (siehe unten): arteriell/high flow, venös, kapillär/low flow/lymphatisch, im Rahmen eines Syndroms
- Einleitung weiterer Diagnostik (vorzugsweise MRT + KM; konventionelle DSA nur, wenn auch Intervention geplant)
- Vorläufiger Entscheid über Management: konservativ vs. interventionell/operativ

Hamburger Klassifikation der Gefäßmalformationen (nach Belov und Loose 1989)

Art der Fehler	Form	
	Trunkulär	**Extratrunkulär**
Vorwiegend arterielle Fehler	Aplasie, Obstruktion, Dilatation	Infiltrierend, umschrieben
Vorwiegend venöse Fehler	Aplasie, Obstruktion, Dilatation	Infiltrierend, umschrieben
Vorwiegend lymphatische Fehler	Aplasie, Obstruktion, Dilatation	Infiltrierend, umschrieben
Vorwiegend durch AV-Shunts gekennzeichnete Fehler	Tiefe AV-Fisteln, oberflächliche AV-Fisteln	Infiltrierend, umschrieben
Kombinierte Gefäßfehler	Arteriell und venös ohne Shunt, hämolymphatisch mit oder ohne Shunt	Infiltrierend hämolymphatisch, umschrieben hämolymphatisch

Therapie

- Ambulante Operation v. a. kleiner lokalisierter (venöser) Veränderungen bei entsprechender Expertise sinnvoll
- Konservative Therapie mit Kompression (KKL II), Lymphdrainage

Merke

- Ist meine Erfahrung mit dieser speziellen Gefäßmissbildung groß genug?
- Prognose des Patienten?
- Im Zweifelsfall: → Zentrum

Medizinische Tipps

- Bei großen venösen Thrombosen (mit/ohne Mediastinalverbreiterung durch Azygosvenen) auch an V.-cava-Hypoplasie/-Agenesie denken (0,2 % der Bevölkerung, → CT!)
- Vor Varizen-OP an mögliche Gefäßmissbildung denken → Fehlinterpretation einer Marginalvene (bei Dysgenesie der tiefen Beinvenen) am Oberschenkel als Varize deletär!
- Junge Patienten mit Knochendestruktionen: DD Gorham-Stout-Syndrom (lymphatische Gefäßmissbildung mit Knochendestruktion und Instabilität)
- Bei Bildgebung auch an innere Organe (Abdomen/Cerebrum) denken → frühe Zusammenarbeit mit entsprechenden Fachgebieten (Neurologie, Gastroenterologie, andere)
- Turner-Syndrom: häufig Lymphödem und Coarctatio aortae

Organisatorischer Tipp

- Patienten mit Gefäßmissbildung sind zeitaufwendig → Sondertermine freihalten
- Weitergehende Behandlung in Gefäßzentrum mit Erfahrung und echter Interdisziplinarität

SPEZIALKLINIK

- Die Hauptaufgabe des Gefäßzentrums ist es, eine endgültige Diagnose zu stellen und die wenn möglich definitive Therapie einer Gefäßmissbildung durchzuführen

Diagnostik

- Wie Spezialpraxis
- Ggf. weitere Bildgebung
- Ggf. syndromische Klassifikation
- Entscheid über Management: konservativ vs. interventionell/operativ/medikamentös

Therapie

- Vorzugsweise interventionell wegen geringerer Invasivität (Embolisation)
- ± gefäßchirurgischer Eingriff
- Weitere Disziplinen einbeziehen je nach Lokalisation der Gefäßmissbildung

Merke

- Interdisziplinärer, aufwendiger und planungsintensiver Therapieansatz häufig notwendig
- Vordiagnosen häufig nicht hinreichend korrekt
- Finanzierung durch Krankenkasse (Einzelfallanträge)

Literatur

- Sonderheft zu Gefäßmissbildungen. Gefässchirurgie 2005; 10: 400ff.
- „Was hat sich in der Therapie kongenitaler VM bewährt?". http://www.prof-loose.de/pic/upload/was_hat_sich_bewaehrt.pdf1.
- Wohlgemuth WA et al. Hereditary Vascular Malformations: Classification, Symptoms, Diagnostics and Prognosis. Zentralbl Chir 2011 [Epub ahead of print].

C18 Antithrombotika

Medikamente, die der Entstehung arterieller und/oder venöser Thrombosen entgegenwirken: Thrombozytenfunktionshemmer und Antikoagulanzien als Inhibitoren der Fibrinbildung.

THROMBOZYTENFUNKTIONSHEMMER

Übersicht

- **Parenterale** Plättchenfunktionshemmer:
  - Glykoprotein-IIb-IIIa-Rezeptor-Antagonisten: Abciximab (ReoPro®), Tirofiban (Aggrastat®) und Eptifibatid (Integrilin®): zugelassen in Kombination mit oralen Plättchenfunktionshemmern bei Hochrisiko-PTCA meist im Rahmen eines akuten Myokardinfarktes
  - P2Y12-Rezeptor-Antagonisten: Cangrelor; hemmt reversibel die Plättchenfunktion mit Halbwertzeit im Minutenbereich; aufgrund widersprüchlicher Studienergebnisse aber (noch?) nicht zugelassen
- **Orale** Plättchenfunktionshemmer:
  - **Acetylsalicylsäure (ASS):** Inhibition der thrombozytären Cyclooxygenase (COX-1), konsekutiv verminderte Thromboxansynthese und verminderte Plättchenaktivierbarkeit. Breites Einsatzspektrum zur Prophylaxe/Therapie arterieller Thrombosen, etwa bei koronarer Herzkrankheit, peripherer arterieller Verschlusskrankheit sowie Stenosen der extrakraniellen Hirngefäße und zerebraler Ischämie. Standarddosierung: 100 mg/d
  - **Thienopyridine:** irreversible Blockade des thrombozytären ADP-Rezeptors
    - 1. Generation: Ticlopidin (Tyklid®): aufgrund von Nebenwirkungen (Hämatotoxizität) heute nicht mehr eingesetzt
    - 2. Generation: Clopidogrel (Plavix®, zahlreiche Generika): Einsatz meist in Kombination mit ASS (duale Plättchenfunktionshemmung) zur Prophylaxe von Stent-Thrombosen, zudem Option als Monotherapie z. B. bei ASS-Unverträglichkeit. Standarddosierung: 1 × 75 mg/d; in akuten Fällen Aufsättigung mit 300 mg (–600 mg). Eine unterschiedliche Wirkung verschiedener Salze von Clopidogrel (Hydrogensulfat, Besilat) ist nicht belegt. Die Clopidogrelwirkung ist interindividuell variabel (Resistenzen s. unten)
    - 3. Generation: Prasugrel (Efient®): Einsatz nur in Kombination mit ASS (duale Plättchenfunktionshemmung) beim akuten Koronarsyndrom zugelassen. Standarddosierung: Aufsättigung 60 mg (Tag 1), dann Erhaltungsdosis von 1 × 10 mg/d. Kontraindikation nach Schlaganfall/TIA! Vorsicht bei Körpergewicht unter 60 kg und bei Alter 75 Jahre!

Überraschend sind neuerdings mehrere vorzeitige Studienabbrüche wegen erhöhter Risiken (ACCOAST) oder Ineffektivität (BRAVE-4)

- Cyclopentyltriazolopyrimidine: reversible Hemmung des thrombozytären ADP-Rezeptors
  - Ticagrelor (Brilique®): Einsatz nur in Kombination mit ASS (duale Plättchenfunktionshemmung) beim akutem Koronarsyndrom zugelassen: Loading Dose 180 mg, dann 2 × 90 mg/d. Hinweis auf Überlegenheit gegenüber Clopidogrel bei pAVK wird derzeit in großangelegter Studie getestet (EUCLID)

Übersicht über orale Plättchenfunktionshemmer

	ASS (z. B. Aspirin®)	Clopidogrel (z. B. Plavix®)	Prasugrel (Efient®)	Ticagrelor (Brilique®)
Substanzgruppe	Salicylat	Thienopyridin	Thienopyridin	Cyclopentyltriazolopyrimidin
Wirkungsprinzip	Irreversibler COX-1-Hemmer	Irreversible Blockade des ADP-Rezeptors	Irreversible Blockade des ADP-Rezeptors	Reversible Blockade des ADP-Rezeptors
Indikationen	Instab. AP/Herzinfarkt, Reinfarkt-Prophylaxe, nach PTCA/PTA/Bypass-OP, nach TIA/Hirninfarkt	Instab. AP/Herzinfarkt, Sekundärprophylaxe nach Infarkt und Schlaganfall; bei pAVK; nach Stenting bei KHK/pAVK; Alternative bei ASS-Unverträglichkeit	Akutes Koronarsyndrom	Akutes Koronarsyndrom
Standarddosis	1 × 100 mg/d	1 × 75 mg/d	1 × 10 mg/d	2 × 90 mg/d

Aspirin- und Clopidogrelresistenz

- Interindividuell variables Ansprechen auf ASS und Thienopyridine (insbesondere Clopidogrel); Resistenzen kommen jeweils in ca. 20–30 % der Fälle vor
- Testung der Plättchenfunktion im Rahmen von Katheterinterventionen bei Hochrisikopatienten (z. B. nach Stent-Thrombose unter Clopidogrel) kann im Einzelfall erwogen werden

Indikationen

Primär- und Sekundärprophylaxe arterieller Thrombosen

- ASS Standarddosierung 100 mg/d
- bei ASS-Unverträglichkeit Clopidogrel 75 mg/d

Koronare Stent-Implantation

- Bare-Metal-Stent (BMS): ASS (100 mg/d) und Clopidogrel (75 mg/d) über vier Wochen, dann in der Regel langfristige Therapie mit ASS 100 mg/Tag

- Drug-Eluting-Stent (DES): ASS (100 mg/d) und Clopidogrel (75 mg/d) je nach Stent-Modell 3–12 Monate, dann in der Regel langfristige Therapie mit ASS 100 mg/Tag
- Beim akuten Koronarsyndrom: ASS (100 mg/d) in Kombination mit Prasugrel oder Ticagrelor für 12 Monate; Clopidogrel ist hier jetzt nur noch Zweitlinien-Therapie

Spezielle Aspekte bei pAVK

- Clopidogrel ist ASS in der Therapie der symptomatischen pAVK bezüglich Verhinderung kardiovaskulärer Ereignisse überlegen (CAPRIE), hat sich dennoch als Standardtherapie auch in Leitlinien bis heute nicht durchgesetzt
- Zur antithrombotischen Therapie nach Katheterintervention bei pAVK gibt es keine größeren Studien. Es ist klinische Praxis, die Erkenntnisse aus der KHK-Therapie zu übertragen (ASS nach PTA, ASS plus Clopidogrel für 4–6 Wochen nach BMS-Stenting und für 3 Monate nach medikamentbeschichtetem Stent)
- Hinweise darauf, dass Ticagrelor im Vergleich zu Clopidogrel bei pAVK hinsichtlich Verhinderung kardiovaskulärer Ereignisse überlegen ist (PLATO), wird derzeit in einer großen weltweiten Studie nachgegangen (EUKLID).

Merke: Vorgehen bei Kathetereingriffen

Die Thrombozytenfunktionshemmung sollte präinterventionell begonnen, periinterventionell **nicht abgesetzt** und postinterventionell langfristig fortgesetzt werden!

ANTIKOAGULANZIEN

Grundlagen

Hemmer der Fibrinbildung. Einsatz zur Prophylaxe/Therapie venöser thrombotischer/thromboembolischer Ereignisse, Prophylaxe von Schlaganfällen und systemischen Embolien bei Vorhofflimmern sowie Gerinnungshemmung bei mechanischem Herzklappenersatz.

- Parenterale Antikoagulanzien
  - Unfraktionierte Heparine (UFH), niedermolekulare Heparine (NMH): Verstärkung der Antithrombin-vermittelten Gerinnungshemmung durch Inaktivierung aktivierter Gerinnungsfaktoren. Heute ganz überwiegend Einsatz von NMH; UFH werden nur noch selten eingesetzt, z. B. additiv bei Katheteruntersuchungen, im perioperativen Setting sowie bei Patienten mit schwerer Niereninsuffizienz unter stationären Bedingungen (Steuerbarkeit via aPTT). Monitoring der UFH: aPTT, in der Regel wird eine 2- bis 3-fache Verlängerung der Ausgangs-aPTT angestrebt. Monitoring der NMH: Bestimmung der Anti-Xa-Aktivität, insbesondere

Erfassung der Spitzenspiegel („Peak-Level") ca. 3 h nach letztmaliger Applikation des NMH. Dosierungen der NMH für Prophylaxe und Therapie: siehe nachstehende Tabelle.

Dosierungen für ausgewählte niedermolekulare Heparine (NMH) in Prophylaxe und Therapie

	Enoxaparin	Dalteparin	Certoparin	Tinzaparin
Prophylaktische Dosierung	1 × 20 mg/d (Niedrigrisiko) 1 × 40 mg/d (Hochrisiko)	1 × 2500 IE/d (Niedrigrisiko) 1 × 5000 IE/d (Hochrisiko)	1 × 3000 IE/d	1 × 3500 IE/d
Therapeutische Dosierung	2 × 1 mg/d je Kilogramm Körpergewicht	2 × 100 IE/d je Kilogramm Körpergewicht	2 × 8000 IE/d	1 × 175 IE/d je Kilogramm Körpergewicht

- Fondaparinux (Arixtra®): Pentasaccharid, selektiver Faktor-Xa-Hemmer. Die Wirkung ist Antithrombin-abhängig. Aufgrund des Kumulationsrisikos bei (schwerer) Niereninsuffizienz kontraindiziert. Im Vergleich zu NMH seltener allergische Reaktionen. Einsatz bei Z. n. heparininduzierter Thrombozytopenie (HIT) zur Thromboseprophylaxe. Fondaparinux passiert die Plazentaschranke, daher Einsatz in der Schwangerschaft nur in Ausnahmefällen unter strengster Nutzen-Risiko-Abwägung. Wie bei NMH Monitoring ggf. über Bestimmung der Anti-Xa-Aktivität. Standarddosierung: Prophylaxe: 1 × 2,5 mg/d s.c.; Therapie: 1 × 7,5 mg/d s.c. (Gewicht unter 50 kg: 1 × 5 mg/d s.c., Gewicht über 100 kg: 1 × 10 mg/d s.c.).
- Danaparoid (Orgaran®): Mischung aus den Heparinoiden Heparansulfat, Dermatansulfat und Chondroitinsulfat. Heparinähnlicher Effekt. Selten eingesetzt, insbesondere bei Heparinunverträglichkeit. Zudem Thromboseprophylaxe und Therapie bei heparininduzierter Thrombozytopenie (HIT).

- Orale Antikoagulanzien
  - Vitamin K-Antagonisten (VKA)
    - Cumarinderivate: Hemmung der Fibrinbildung durch beeinträchtigte Bildung K-abhängiger Gerinnungsfaktoren. In Deutschland wird zumeist Phenprocoumon (Marcumar®, Falithrom® u. a.) eingesetzt, international am häufigsten Warfarin (Coumadin®). Ein Überblick über Cumarinderivate findet sich in der Tabelle auf S. 152. In Deutschland nur selten eingesetzt wird Acenocoumarol (Sintrom®) mit einer kurzen Halbwertszeit von ca. 9 Stunden.
    - Andere: Nicht in Deutschland zugelassen ist Fluindion (Previscan®) ein VKA, der nicht zu den Cumarinen zählt; ggf. Alternative bei Unverträglichkeit von Cumarinen (Haarausfall etc.); Bezug über internationale Apotheke
    - Ein Monitoring ist aufgrund der geringen therapeutischen Breite der VKA zwingend, dies erfolgt durch periodische Bestimmung der „International Normalized Ratio" (INR). INR-Zielbereich: zumeist 2–3, bei Hochrisikopatienten auch höher (z. B. 2,5–3,5 bei mechanischem Mitralklappenersatz). Im Gegensatz zur INR ist der Quick-Wert methodenabhängig, dieser sollte nicht zum Monitoring eingesetzt werden.

- Neben konventionellem Monitoring ist ein INR-Selbstmanagement (PSM) möglich, hierbei INR-Messungen („Gerinnungsmonitor") und Dosisanpassung der VKA durch den Patienten nach entsprechender Schulung; das PSM kann die INR-Einstellung optimieren und die Effektivität/Sicherheit der Therapie erhöhen. Mögliche Indikationen: mechanischer Klappenersatz oder langfristige Antikoagulation bei Vorliegen zusätzlicher Kriterien (schlechte Venenverhältnisse, schwankende INR-Werte, hohes Blutungsrisiko, eingeschränkte Mobilität, etc.). Informationen: Arbeitsgemeinschaft Selbstkontrolle der Antikoagulation e. V. (ASA); E-Mail: asa.geschaeftsstelle@onlinehome.de
- Einleitung der Behandlung mit Phenprocoumon, Standard: 9 mg an Tag 1, je 6 mg an Tag 2 und 3 („Aufsättigung"), dann individuelle Erhaltungsdosis nach INR-Wert. CAVE: Gefahr einer Cumarinnekrose bei Gabe höher Anfangsdosierungen durch initialen thrombogenen Effekt.
- Antagonisierung: orale oder intravenöse Gabe (Kurzinfusion, CAVE: ölige Lösung) von Vitamin K, Wirkung erst nach einigen Stunden. Rasche Antagonisierung: Prothrombinkomplexpräparat (PPSB), 1 IE je kg Körpergewicht hebt Quick-Wert um 1–2 % (CAVE: Unterschiede verschiedener PPSB!)

Übersicht über Cumarinderivate

	Phenprocoumon	Warfarin
Chemische Bezeichnung	(RS)-4-Hydroxy-3-(1-phenylpropyl) cumarin	(RS)-4-hydroxy-3-(3-oxo-1-phenylbutyl)-2*H*-chromen-2-one
Orale Bioverfügbarkeit	ca. 80 %	ca. 80 %
Halbwertszeit (Stunden)	90–140	30–50
Wirkungseintritt (Stunden)	48–72	36–72
Abklingdauer (Tage)	7–14	3–5
Metabolismus	Hepatisch, renale Ausscheidung inaktiver Metaboliten	Hepatisch, renale Ausscheidung inaktiver Metaboliten

- „Neue" oder „direkte" orale Antikoagulanzien (NOAC, DOAC): innovative Substanzen, derzeit zählen hierzu der Thrombininhibitor Dabigatran-Etexilat sowie die Xa-Inhibitoren Rivaroxaban (Xarelto®) und Apixaban (Eliquis®). Zugelassen (Stand 03/2014) sind alle o. g. NOAC für die Thromboseprophylaxe im Rahmen einer Hüft-/Knie-TEP-Implantation sowie für die Antikoagulation bei Vorhofflimmern; für die Therapie der Venenthrombose/Lungenembolie zugelassen ist derzeit nur Rivaroxaban (Tab. auf S. 153). Nicht zugelassen in Deutschland ist bisher (Stand 03/2014) der Xa-Inhibitor Edoxaban (Lixiana®).
  - Monitoring der NOAC: im Gegensatz zu Cumarinderivaten nicht erforderlich, in manchen klinischen Szenarien Spiegelbestimmung aber sicher hilfreich: Nachweis der Wirkung (Compliance), Nachweis einer Kumulation, Einschätzung des Effektes bei Rezidivereignissen unter Therapie sowie bei Blutungskomplikationen. Methoden: modifizierte Thrombinzeit (Hemoclot TT) für Dabigatran-Etexilat, kalibrierte Anti-Xa-Aktivität für Rivaroxaban und Apixaban.

- Beeinflussung der Gerinnungsanalytik: NOAC beeinflussen die Gerinnungstests massiv, globale Gerinnungswerte sind „Hausnummern"; bei eventuellen Gerinnungsuntersuchungen sollte die Blutentnahme im Talspiegel der NOAC erfolgen. Zu beachten ist ferner das Kumulationsrisiko bei Niereninsuffizienz, am deutlichsten ausgeprägt für Dabigatran-Etexilat. Für NOAC ist derzeit kein spezifisches Antidot verfügbar; Dabigatran-Etexilat ist dialysabel, Rivaroxaban und Apixaban nicht. Als „Ultima Ratio" bei Blutungen können Prothrombinkomplexpräparate (PPSB) oder rekombinanter Faktor VIIa (rFVIIa) in Betracht gezogen werden, es handelt sich um eine Expertenempfehlung („off-lable-use").

Übersicht über neue (NOAC) bzw. direkte orale Antikoagulanzien (DOAC)

	Dabigatran-Etexilat (Pradaxa®)	Rivaroxaban (Xarelto®)	Apixaban (Eliquis®)
Wirkungsprinzip	Thrombininhibitor	Xa-Inhibitor	Xa-Inhibitor
Orale Bioverfügbarkeit	ca. 7 %	ca. 80 %	ca. 50 %
Halbwertszeit (Stunden)	12–14	7–13	8–15
Renale Elimination	ca. 80 %	ca. 30 %	ca. 30 %
Einsatz zur Therapie der Venenthrombose und Lungenembolie	keine Zulassung	2 × 15 mg/d für drei Wochen, dann 1 × 20 mg/d****	Keine Zulassung
Einsatz zur Antikoagulation bei Vorhofflimmern	2 × 150 mg/d (2 × 110 mg/d**)	1 × 20 mg/d (1 × 15 mg/d***)	2 × 5 mg/d (2 × 2,5 mg/d***)
Einsatz bei akutem Koronarsyndrom (ACS)	Keine Zulassung	2 × 2,5 mg/d in Kombination mit Standardtherapie (Aspirin [+ Clopidogrel])	Keine Zulassung
Einsatz zur Prophylaxe venöser thrombotischer Ereignisse*	2 × 110 mg/d (2 × 75 mg/d**)	1 × 10 mg/d	2 × 2,5 mg/d

* *Eine Zulassung besteht nur für die Thromboseprophylaxe im Rahmen der Implantation einer Hüft- oder Knie-Totalendoprothese (TEP).*

** *Kreatinin-Clearance 30–50 ml/min.*

*** *Kreatinin-Clearance 15–49 ml/min.*

**** *Bei eingeschränkter Nierenfunktion mit einer Kreatinin-Clearance von 15–49 ml/min Dosisreduktion auf 15 mg 1 × 1 Tablette, wenn das abgeschätzte Blutungsrisiko größer ist als das Rezidivrisiko.*

Indikationen

Therapie der tiefen Venenthrombose und der Lungenembolie

- Heparin/Vitamin-K-Antagonist: niedermolekulares Heparin in therapeutischer Dosierung, überlappende Einstellung auf Cumarinderivat (INR 2–3); bei langfristiger Antikoagulation INR-Selbstmanagement erwägen

- Neue orale Antikoagulanzien (NOAC): Rivaroxaban 2 × 15 mg/d für drei Wochen, dann 1 × 20 mg/d (Bei eingeschränkter Nierenfunktion mit einer Kreatinin-Clearance von 15–49 ml/min Dosisreduktion auf 15 mg 1 × 1 Tablette, wenn das abgeschätzte Blutungsrisiko größer ist als das Rezidivrisiko)

Sonderfälle:

- Tiefe Venenthrombose und Lungenembolie in der Schwangerschaft
  - Standard: niedermolekulares Heparin in therapeutischer Dosierung über mindestens drei Monate und bis mindestens sechs Wochen postpartal (begründete Ausnahmefälle: Fondaparinux (CAVE: Plazentagängigkeit), Danaparoid)
  - CAVE: **keine** orale Antikoagulation (Feto-/Embryotoxizität)
- Paraneoplastische Venenthrombose und Lungenembolie
  - Standard: niedermolekulares Heparin in therapeutischer Dosierung über mindestens drei Monate, dann ggf. weitere Antikoagulation, z. B. bei weiter bestehender aktiver Tumorerkrankung (Rationale: drastisch niedrigeres Rezidivrisiko unter Heparinisierung im Vergleich zur oralen Antikoagulation)

Antikoagulation bei Vorhofflimmern

- Vitamin-K-Antagonist (Ziel-INR 2–3)
  - bei langfristiger Antikoagulation INR-Selbstmanagement erwägen
- Neue orale Antikoagulanzien (NOAC):
  - Dabigatran-Etexilat (Standarddosierung: 2 × 150 mg/d)
    - CAVE: Spiegelanstiege mit Blutungsrisiko z. B. bei Kombination mit Verapamil oder Dronedaron (!)
  - Rivaroxaban (Standarddosierung: 1 × 20 mg/d)
  - Apixaban (Standarddosierung: 2 × 5 mg/d)

Antikoagulation bei mechanischem Herzklappenersatz

- Aortenklappenersatz: Cumarinderivat (INR 2–3)
- Mitralklappenersatz: Cumarinderivat (INR 2,5–3,5)
- INR-Selbstmanagement, falls möglich, veranlassen
- CAVE: Kontraindikation für NOAC bei mechanischem Klappenersatz (!)

Stichwortverzeichnis